明中医之桥
——临床思维源流学说

王伯章　编著

黄泽辉　协编

全国百佳图书出版单位

中国中医药出版社

·北 京·

图书在版编目（CIP）数据

明中医之桥：临床思维源流学说 / 王伯章编著；
黄泽辉协编 . —北京：中国中医药出版社，2021.10
ISBN 978-7-5132-6615-4

Ⅰ . ①明… Ⅱ . ①王… ②黄… Ⅲ . ①中医临床
Ⅳ . ① R24

中国版本图书馆 CIP 数据核字（2020）第 267026 号

中国中医药出版社出版
北京经济技术开发区科创十三街 31 号院二区 8 号楼
邮政编码 100176
传真 010-64405721
保定市西城胶印有限公司印刷
各地新华书店经销

开本 710×1000 1/16 印张 13 字数 211 千字
2021 年 10 月第 1 版 2021 年 10 月第 1 次印刷
书号 ISBN 978 – 7 – 5132 – 6615 – 4

定价 58.00 元
网址 www.cptcm.com

服 务 热 线 010-64405720
购 书 热 线 010-89535836
维 权 打 假 010-64405753

微信服务号 zgzyycbs
微商城网址 https://kdt.im/LIdUGr
官 方 微 博 http://e.weibo.com/cptcm
天猫旗舰店网址 https://zgzyycbs.tmall.com

王伯章 同学：你好！
　　09.11.25日寄给我你的大作
《中医临床思维学》已收到.
谢之！
　　大力提倡中医之辩证论
治. 倡论临床思维了谓步
中时献. 有教育意义. 很好！
嘱你继续努力, 在中医之损
全面继续努力！说
台安
　　　　　　　邓铁涛
　　　　　　　09.12.14.

国医大师邓铁涛信函

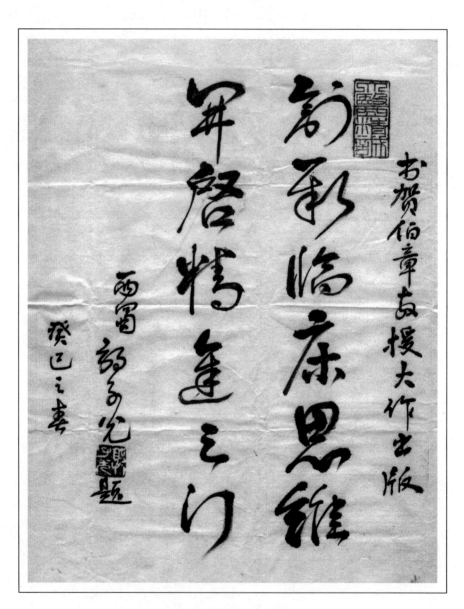

国医大师郭子光题词

编写说明

　　《中医临床思维学导论》出版已逾四年，深受各方关注。其旁征博引，虽利于立论，但阅读 50 万字又颇觉冗长，因而修订而成此简明本。本书侧重介绍中医临床思维的源流学，便于读者理解思维源流概貌，即认知中医原创思维的链条。其中有经典临床思维模式可遵循、辨证论治各提纲形式的历史分析，有分科特色可变通、发展、应用，有古今学术创新途径可借鉴，有拓展思维门径介绍，还有笔者案例思维或可参考。这些均可补辨证论治未详之处，令青年才俊临证时思维更清晰，医理更明白，从而为提高其医疗水平架设桥梁。若如是，心愿足矣！

王伯章

2021 年 5 月

目 录

明中医之桥
——临床思维源流学说

第一章　中医临床思维沿革述评

中医学是由完整的理论体系及丰富的临床经验集合成的伟大的宝库，它那诱人的魅力令不少学者为了发掘、发扬这一宝贵遗产承先启后，穷毕生的精力而无悔，不少先贤同仁为此做出了巨大的努力。而另一方面的现实是"熟读王叔和，不如临床多""千方易得，一效难求"，反映出学中医有赖于临床经验长期艰苦的积累。理论与实践联系尤非易事，导致中医成才的道路尤其漫长，令人不能不深思探究。

溯源中医理论基础，当数《黄帝内经》（以下简称《内经》），现代人总结它的思维方式是"司外揣内，援物比类，心法顿悟，试探反证"。当然，其中有易学、五行学说的象数思维作为基础。当时的医生被称为"方士"，缺少系统的理论指导。汉代张仲景"勤求古训，博采众方"而成《伤寒杂病论》，写下了第一部临床专著，以医经家的理论整理经方家的有效方药。这一全面系统的医学巨著，基本上建立了中医临床学架构，并为辨病与辨证论治奠定基调，即以病脉证治与平脉辨证为基本思路下大量的方证治疗。后世医家的著述基本上从不同范畴发展、完善中医学的辨病、辨证论治，并列出病、因、证、症、脉及方治。金·张元素著述《医学启源》作为教材教导门人，李杲等人成为一代名医。我们注意到《医学启源》基本上以天人相应观作主线，上卷列天地六经藏象图，包括三阴三阳、五脏六腑、十二经络、藏象等；中卷列五运六气主病方治；下卷列药物四气五味、升降浮沉归经、脏气法时补泻等。李杲的《脾胃论》以天人相应观作主线，发明并阐述脾胃疾病形成及证治方药，阐发《内经》理论于临床实际较细微。朱丹溪所著《格致余论》是一部以格物致知指导医学临床思维的著述。明·张景岳《景岳全书·传忠录》提出了"诊病施治"。清·喻嘉言在《寓意草》中提出"先议病后议药"，是临床思维方式的具体阐述。清·汪昂的《医方集解》则是第一部解释常用有效医方配伍作用的著作，是对临床思维发展的另一重要内容。能从发病学、致病动因、病理机转、证候辨别及用药的临床思维细微记叙的首选清·叶天士《外感温热篇》《三时伏气篇》。其后章虚谷正式提出"辨证论治"之名。中华人民共和国成立以来，百病验方、辨证论治的著述比比皆是。

以辨证论治思维作为中医临床思维的特色，并指出理、法、方、药一线贯通是辨证论治的主线，是当前较普遍的提法。但事实上，上述的概括仍存在不少问题。因此，现代对临床思维研究主要集中在辨病与辨证的方法研究上。方药中教授提出辨证论治七步议，这是从《内经》病机十九条而来。即：①脏腑经络定位；②阴阳、气血、表里、虚实、风、火、湿、燥、寒、毒定性；③定位与定性合参；④必先五胜；⑤各司其属；⑥治病求本；⑦发于先机。李秋贵等学者指出：张仲景的辨证方法以辨阴阳与辨标本为指导原则，以六经或五脏辨证作为定位、定向的方法，以八纲与病因辨证作为定性、定量的方法，以"症－病－证"作为辨证的层次。郝万山氏指出：一是病易识，证难辨，抓主要症状就可以用方。二是病难断，证难辨，根据主症即可用方。三是通过经验积累，简化辨证程序，只抓几个主要症状就可以对症用方。汪涛等认为："先病后证，判明邪正消长态势是辨证的关键。"徐淑文氏体会到："辨证论治是中医的一大特色，但多年的临床实践让我体会到重症肌无力往往从辨病入手效果好。举个很简单的例子，同样是易感疲劳，重症肌无力往往从脾肾论治，而慢性疲劳综合征往往着眼于肝。所以西医的诊断有时确实为我们遣方用药提供资料，让我们了解到该病的不同病因和发展过程。"胡学军等认为辨病势的思路方法：①从神、色、舌、脉等察人阴阳气血之盛衰、病邪之进退。②从传经和脏腑病循环传变规律辨病势。③从人体生理病理节律推测。④从治疗的时限与效果反馈推测，并注意三要素：邪气有无出路，阳气、津液的存亡，胃气的存亡。张兆云氏提出：用"辨证识机论治"代替辨证论治，并指出辨证识机论治与辨病识机论治可优势互补。一般要在熟用辨证识机的基础上结合辨病识机，在特殊情况下，无病可定则从机，无证可辨则从病，甚至舍病从机，皆应审时度势。陈易新等认为西医对病的认识其实包括了病因、疾病的发生发展结局的全过程的认识，因此是整体纵向性的研究。而中医重视证，是从个体反应性出发……就某一特定的"证"来讲是阶段性的、横向性的，是相对稳定的，所强调的是个体化。因"辨证论治"必须与"辨病论治"相结合，而"辨病论治"在中医临床上主要体现为"随症加减"。中医临床取效的关键在于"辨证论治"与"随症加减"的巧妙配合。如先天不足的个体出生后，终其一生可能都属于肾虚证了。因此，"证"的存在不是以病的发生为必要条件的。证与中医学中的体质有关。宋兴氏指出：怪证的诊治一是临怪不乱，二是探本寻源，提出"原始病因是矛盾的起点，是源；病机是矛盾的交点，是本"。并要辨"怪"析理，逆向思维。又说："在采用中医诊法之前，首先采用现代医学检查方法去探究病因病性。""如血管变性变态或寄生虫引起的颅脑病变，结核杆菌造成的脏器损伤，肿瘤、结石形成的占位性病变……都不是单纯以望、闻、问、切能形象洞察的。而这类疾病无论表现形式多'奇'、多'怪'，一旦病因查明，治疗方法相对较为确定，并不受怪异现象影响。""辨证基本明确，论治的思维一时也很难准确到位。"还强调怪病从痰治，怪病从瘀治，怪病多从脾治，怪病多从肾治。杨新中氏对肿瘤的诊治提出：癌毒是肿瘤产生的特异病因，癌从内生，癌毒属阴，癌毒隐侵，癌毒属实，癌毒猛烈，易致瘀滞，易于扩散，易耗正气。而抗癌力虚是肿瘤发生的主要病机；瘀滞是肿瘤的重要病理变化。并对中医肿瘤提出针对癌毒病因治疗、针对正虚病机治疗、针对瘀滞病理治疗等，治疗应瘤证同治、内外合治、标本兼治、汤丸并用、癌命兼顾。刘清泉氏认为：急性脑出血的病机演变特点可依"分层扭转"理论在治疗中应用。

综上所述，现代讨论诊疗辨证方法时，就是如何正确地把握病 – 证 – 症的相互关系及辨治的要领与策略技巧。同时，现代中医学各门基础理论与临床课和现代出版的各种专病专方临床进展都在不同学科与层面上补充、发展着广义的中医临床思维。而从狭义上说，则应是将各门理论与实践课中和临床应用直接相关的主要思维方法与知识连接起来，加以提炼概括出广泛共性的思维大纲与相关的知识基础，这样才有可能成为新的临床思维学。另一方面，鉴于目前下述的一些状况，即我们的中医学生、西医学习中医者或青年中医师成才的道路均较西医生漫长，仍有人对中医基本理论感到困惑，不易理解；对学习中医经典的重要性也不了解；或有不少人仍感到"千方易得，一效难求"。这都是需要我们反思学科自身是否存在不足的问题，也是笔者提出临床思维学的初衷。

笔者认为，首先要用现代语言对中医的基本理论思维与临床经典进行新的阐释，从天人相应的高度及与临床思维相结合的深度纵观全局，让学习它的现代人更易明白与认同，从而提高临床理论思维的悟性。中医传统的证治也要逐渐反映现代实践进展并总结出新思路，且以中医与西医诊疗的吻合点作为镜子，寻找新的启发与思路，这也是提高中医临床思维水平的另一方面。总而言之，要提高临床医生理论思维悟性，消除对辨证论治认识的滞后与误区，探求临床经典对实践的基本指导及为成功诊疗提供的典范与线索；了解各专科临证特点与对症用药方法；掌握现代进展及思路。这些应是学习与提高中医临床思维的可行的技术路线，可以让初学者迅速提高临床认知能力，以期缩短中医成才的道路。

　　总之，围绕临床思维这一主题，通过对理论穷源溯流，深入浅出地重新解读中医理论思维的要领及对临床概括的思维规律，汇集前人临床思维的精粹及现代中医临床思维的新发现，总结出临床思维的一般规律，并加以明确的阐述，以较周详而深入的现代表达代替古人"医者意也"的模糊表达。并在此过程中提供相关的基础知识，从而回过头来指导临床实践，以期逐渐缩短理论联系实践的过程。这对深化与完善中医学体系的学科建设、提高中医学的临床效果具有重大意义。而在本书里，笔者作为从事临床医疗50年的高校教师，仅是期望对学生提供职责范围内的一些帮助，为青年才俊的上进提供垫脚的基石！

第二章　中医临床思维源流论

第一节　中医临床思维之源

近年，人们日渐意识到要较快速提高青年才俊的医疗水平，就应该先提高他们的临床思维能力。因此建设新的临床思维学科就提到日程上来。所以，从整体建设中医临床思维源流学入手，明理实践，才是提高医疗水平的核心内容。

笔者认为，中医临床思维之源是三个原创点与临床观察验证相结合的产物。一是原创发现确认天人相应的客观存在；二是阴阳五行学说的原创概念与理论；三是原创的象数思维方式；四是对上述三个原创点引申应用到人体上发展的医学理论，并进行观察验证的实践。上述四点是建立临床思维核心链条的出发点，分述如下。

一、天人相应的确认

《素问·气交变大论》说："《上经》曰：夫道者，上知天文，下知地理，中知人事，可以长久。"《上经》是今已失传的比《内经》更早的经典。古人长期艰苦地仰观天象、俯察地理的考察记录，目的终是为"中知人事"，而医学应是最核心的内容。《灵枢·阴阳系日月》也指出"天地阴阳合之于人"。《素问·六微旨大论》还说："言天者求之本，言地者求之位，言人者求之气交。"人与天地自然无时无处不在气交变之中。而《素问·五运行大论》还说："气相得则和，不相得则病。"人对自然环境不适应，疾病就产生了。道家说"天人合一"，含义类同。但医学的核心是研究人，而不仅是认识"合一"的共性。长期艰苦地考察天象、地理获得的成果是为了通过天人相应的客观存在认识人、研究人，这是祖先的伟大发现与发明，亘古不变。

天人相应观应用到医学上，最常见的是人不适应天之六气变化，感受其六淫之气而发病。若人有伏邪遇天气变化还会"相应"引发宿疾发作。现代科学有大量足够的信息支持天人相应观的理论。未来研究自然界的物质、能量、信息对人类健康的影响，阐明天人相应的途径，将会使中医学有跨越式发展。

二、河图、洛书的象数思维

河图、洛书（图2-1）是史前文明的重大遗产。张登本等最近提出，河图、洛书的阴阳符号是黑圈与白圈。太阳光直接照耀用白圈表示，太阳光不能照耀的用黑圈表示。黑白圈数目的多少表示不同时间、不同空间太阳照射的时间长短及所给予万物热量的多少。用数表达太阳周年视运动及由此发生的自然界阴阳之气消长变化，表达了木、火、土、金、水五行及春、夏、长夏、秋、冬五季气候周而复始的运行状态。这一论述值得参考。这是天文空间与自然现象之间常态关系最基本的表达与总概括公式，也是思维推演的出发点。在此图中可见河图、洛书就是以图示数、以数寓象。同时，《易经》又有"观物取象""观象取意"，故概念有法象、意象。与图结合起来看，我们又从中可以确认：**阴阳之象以黑白点与奇偶数为核心，五行之象以时空数为核心**。故任应秋教授指出："河图与洛书是古代推衍阴阳象数唯一的两个公式。"

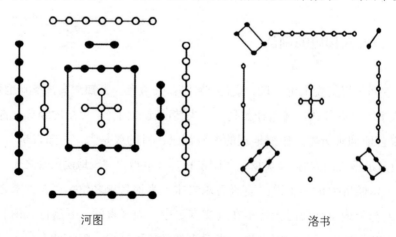

河图　　　　　　　　　　　　　　洛书

图2-1　河图、洛书

此外，十天干与十二地支，它的原意既是纪时，更是纪象的。因此，天干地支纪时空与纪象是统一的，这是直接的象数思维方式。

《易传·系辞上》说："河出图，洛出书，圣人则之。"周公则之出《周易》的阴阳学，大禹则之出《洪范》的五行学，也就是说阴阳五行学说的核心思维启发来源于河图、洛书。阴阳象数、五行象数均在象数思维方式之中。其中，阴阳学说侧重于物质态与能量态之间互动之象的变化观察，五行学说侧重五行时空态势及其均势的观察，总蕴含质、能、时、空四态（要素），阴阳多重在状态的观察，五行注意态势的转化，这些都是象数思维的核心内容。

前贤曾指出取象比类法是中医的原创思维。取象来源于《易经》的"观物取象"及《周易·系辞上》的"圣人立象以尽意"。取象的直观，并从物象到物象的功能，意象的提取，是对主体内容从可感知形象到情感活动等，所以取象是从直观思维到抽象思维概括的过程。从直觉思维以箴言形式直取概念的本质，乃至推测未来。比类可见于《素问·示从容论》："夫圣人之治病，循法守度，援物比类……"《素问·疏五过论》："善为脉者，必以比类奇恒。"远取诸物，近取诸身均可比类。从外在形象、征象及天象、地象、物象的规律，悟出人体生命活动的生理病理之象；或从舌象、脉象变化诊察到藏象的变化等。即取象比类法是中医象数思维泛化的方法。这对现代临床仍会有启发作用，但不足以概括与充分认知现代中医临床思维。古人对天地自然的观察主要集中在对日、月、地互动的观察。"星辰者，所以制日月之行也"，星辰主要是通过影响日与月的运行而影响地球的。日、月、地互动的60周年时空变化，便有天象变、地象变、人象（民病）变化的疾病谱，五运六气学说便已详述内容。数是不同时空即有不同数的反映。象数思维便是对上述客观存在的观察认知。其实天、地、人之间阴阳消长不但有一日一周期，一月一周期，一年一周期，还有60周年一周期等的常态变化。换句话说，古人深切地观察到天地间的阴阳消长，还有更深层的内涵。它源自更深远的日、月（星辰）、地之间互动的各种变化，并反映在象数周期循环的变化，人亦应之。数是各周期的不同时空坐标，象是该时空坐标的外在反映，这是原创的核心认知。由于确认天人相应的客观存在，天、地的变化就可通过象数思维认识人象（民病）的变化。这就是中医疾病发生学的出发点。

但在认识与阐述人体之前，对天地自然的常态规律必须通过艰苦长期的考察，建立起概念与理论，才能以它作为思维坐标认识人体、阐述人体。这一坐标即阴阳五行学说。

三、《内经》的阴阳五行学说——原创的概念与理论

"阴"字最初是象形字（☉），象浮云蔽日，故从文字源流上看，阴阳的文字原意起源于古人对日照差异现象的描述。阴阳学说则是中国人在对此现象的探究中发现的。阴阳是自然界赖以变化发展的动力，其中蕴含自然界的普遍规律，即自然界性质相反的事物双方相互交错、相感会"互生""互消"（阳生于阴，阴生于阳，阳消阴长，阴消阳长），向对方渐转化（即渐变）及极端时产生突变（重阳必阴，重阴必阳）。在无机界可见物质态与能量态交变的动荡与平衡。在生命机体就反映在同化作用与异化作用之间互动的新陈代谢表现之象上。这也是"阳化气，阴成形"的体现。《素问·天元纪大论》说："动静相召，上下相临，阴阳相错，而变由生也。"又说："形气相感，而化生万物。"就是此意义的高度概括。《内经》把阴阳学说应用到人体上，阐述机体的生理、病机，并用于诊疗等方面。

《素问·五运行大论》说："黄帝坐明堂，始运大纲，观临八极，考建五常。"观察规范点的明堂面南背北，左东右西。五行学说以东、南、中、西、北五方，春、夏、长夏、秋、冬五季这五个时空生态物候的常态规律为核心内容，以自然木、火、土、金、水的物象抽象出概念代表各自名称，以气的膨胀、上升、基点转化、收缩、下降代表各自的无机界，以生、长、化、收、藏代表各自的有机生物的生态。以上类比统合形成五行概念，便于认知自然的时空态。五行的"行"字，原指气的运行，五个时空不同运行态势就是它的核心意义。以木、火、土、金、水代表五种时空态势，相互间存在着孕育与抑制的正常稳态（即生克）；也存在着因一方衰旺变化导致均势失衡的稳态破坏（即乘侮）。稳态或非稳态均是自然界不确定的永恒现象。这就是五行学说的主要内容。这些内容详见于《素问·五运行大论》之中。把它应用于药学，便有本草的四气五味、升降浮沉学；把它应用到人体，即可建立人体相应的肝、心、脾、肺、肾五脏的时空纲领及其脏气法时论。进而用阴阳五行学说作纲领在医学上阐明机体的非稳态，建立稳态。把它与六气、干支纪年组合排列进行理论推算，便产生60年周期的五运六气学说。

总之，阴阳五行学说根植于河图洛书，是中华民族特有的概括自然界常

态规律，并以之作为观察人体的思维坐标。所以本著述讨论的阴阳五行学说是它在医学上的意义，而不是社会哲学的阴阳五行学说。如《素问·五常政大论》对五行的阐述与《洪范》的概念也有明显的医学内涵差别。当《内经》以阴阳五行学说作思维坐标认识、阐明人体之后，便衍生出中医的病因学、五脏六腑、三阴三阳辨病（六经辨证）、本草学等医学理论纲领，再结合《素问·上古天真论》的"法于阴阳，和于术数"，就形成了中医的防治思想方法论。又经过大量的临床医学观察与思维总结，不断充实修订，才逐渐形成中医的各种详尽医学论述，这在《内经》各篇的临床方面的论述都可反映出来。它们彼此实为纲领与内涵的关系。

综上三点所述，人与自然是在动态中息息相关，自然界质、能、息的种种变化都会反映到人的精、气、神上来。《素问·五运行大论》说："气相得则和，不相得则病。"所以，机体应是一个开放的自稳态系统。而自然界的阴阳五行的核心实质代表着质、能、时、空四大动态，无时无处不影响人体生理病理的方方面面。医学思维之门由此打开。

四、实践第一的验证医学

《素问·举痛论》说："善言天者，必有验于人。"古人创造的医学是在无数的实践验证中总结出来的。中药学产生最早的提法是"神农尝百草"的大量实践。当阴阳五行学说应用到医药学上，便有"辛甘发散为阳，酸苦涌泄为阴……"及"酸先入肝，苦先入心，甘先入脾，辛先入肺，咸先入肾"等原创理论作指导，继而有《神农本草经》的出现。它对每味药的记载体例是先记性味，再记主治病症，这是祖先"尝百草"实践中总结出来的记录。《素问·天元纪大论》说："寒暑燥湿风火，天之阴阳也，三阴三阳上奉之。"就是说人体的三阴三阳的调节系统要适应（奉、遵循）天之六气的变化。具体的阐述就是以《素问·六微旨大论》为核心的标本中气学说，它推论阐明六气致三阴三阳受病后的变化，建立了包括从标、从本、从中气改变的外感疾病学。据笔者研究多年，医圣张仲景的《伤寒杂病论》对标本中气的各个基本节点都有相应的方证论述，所以六经证治体系是在标本中气学说这一理论指导下最成功的验证范例。标本中气学说是人体三阴三阳适应"天之阴阳"六气的理论推导，《伤寒论》则主要是人体三阴三阳适应风寒之气的理论推导及由此产生的对外感热病临床实践的指导。二者有所修正与发展，但其理论推导，与临床验证的传承与发展关系是明确的，容后详述。同时《伤寒论》三阴三阳辨病，也是阴阳象数第一个成功实践，并且是从古到今依然成功的实践。《金匮要略》应用五行学说而建立的五脏分类辨病及脏腑经络先后病的脏腑辨证为后世医学发展奠定了坚实的基础。

综上所述，有三个理论原创点与医学观察、医疗实践相结合，才能充实形成中医学临床思维。其后总结出的道、法、术方面面的理论指导，均体现了临床思维的结晶。《神农本草经》（或更早的记载）、《伤寒杂病论》等的问世，标志着非医学的三个原创点与医学观察验证相结合，临床思维也就有了从源到流的伟大发展。

第二节　经典的临床思维模式

一、《伤寒杂病论》的临床思维观

中华人民共和国成立以来，中医界的先贤达士接过了晚清章虚谷辨证论治的提法，并加以理论上补充完善，成为中医临床思维唯一正确的方法。近30多年来的实践发现中医临床尚有更深远的原创思维与更多元的临床思维方法。从温故知新出发，谨于此讨论《伤寒杂病论》的临床思维观如下。

（一）仲师提出的临床思维

临床思维的来源最早应是张仲景序言所说"勤求古训，博采众方"。古训是理论，如《素问》《九卷》《胎胪药录》《八十一难》《阴阳大论》等；众方是临床用方的进展，是实践的记载。理论与实践联系的桥梁就是临床思维。提倡读经"思求经旨，以演其所知"就是悟出理论玄奥，实践中批判"各承家技，始终顺旧"则是要求在采方中活用创新，这就是张仲景倡导的临床思维。中医临床思维就是衔接深奥的理论认知与富含经验总结的方药知识的桥梁。理论要在实践中反复验证与勤求古训中才能深化与透彻。经验要在理论指导下不断博采充实丰富，并在运用中创新，才能有卓越的临床思维。这就是先哲"勤求古训，博采众方"给后学的启示吧！相反，不念"思求经旨，以演其所知"，或"各承家技，始终顺旧"，理论认识僵化，临床墨守家技成规，是先师批判的不发展临床思维、理论脱离实践的表现。

（二）应用象数思维，调和阴阳象数的医学实践

古云："仰观天象，俯察地理，中知人事。"道家常称"天人合一"，强调的是从哲学思维立场出发认知事物，有其合理性。但从医学的角度看，长期艰苦地仰观天象，俯察地理，目的是中知人事。《灵枢·阴阳系日月》说："天地阴阳，合之于人。"简明概括到认识人。医学是最大的人事，即人与自然的调和与否，关系到因此而产生的疾病，这是中医疾病发生学的出发点。因此，从医学认知立场来说，明确并应用天人相应是不可否认的客观存在。正是这种存在，才有可能在此基础上建立起中医疾病发生学。《伤寒论》序言说："天布五行，以运万类；人禀五常，以有五脏；经络府俞，阴阳会通。"这也是人与天地相应观的反映，是医圣张仲景对中医学理论源流的概括。《素问·五运行大论》还说："黄帝坐明堂，始正天纲，观临八极，考建五常。"提示阴阳、五行是"考建"出来的，是中华民族的祖先为观察茫茫宇宙而确立的思维坐标，是考察自然环境与现象的变化规律抽象建立出来的简明坐标，每个思维坐标所描述的"影象"后面，都有它的客观存在。天人相应观主要说明人与环境（天地自然）是开放沟通而又协调和谐的，人与外环境不协调即得外感病，人的内环境不协调得内伤疾病等，这是中医疾病发生学出发点。它是通过阴阳、五行、六气等思维坐标观察、描述的，正常、异常在人体表现为中医理论的生理、病理，每个"象"后面都有它的客观存在。

"人禀五常，以有五脏"，一个"禀"字，阐明人类五脏源于天地五行之气禀赋下的"遗传"基因，是五行象数框架下的脏腑学说。这就是在明确传承《素问·天元纪大论》"天以六为节，地以五为制"的天人相应观下建立的以五脏六腑为框架的藏象学说，并在《素问·五脏别论》中否决了以头为脏的观点。同时，认知掌握天人相应的客观存在，就必须运用象数思维方法。当然象数思维可溯源到远古时的河图、洛书、天干、地支、易学等。在《伤寒杂病论》中三阴三阳辨病就是阴阳象数思维的应用，也是《素问·至真要大论》阴阳之气一分为三，"以名命气，以气命处"，"气之多少异用也"的应

用。三阴三阳病有"病愈日""欲解时"，就是以象数思维的理论推演作预测，即在天人相应观的指导下，"病愈日"是机体内阳气获得恢复的有利时机，"欲解时"是疾病获得恢复的外在时机。那三阴三阳病本质如何理解呢？

六经辨证是三阴三阳理论、藏象经络学说与外感临床实践相结合的产物，主要反映了人体三阴三阳层次在适应外界六气过程中的病理改变。例如《素问·六微旨大论》说："太阳之上，寒气治之，中见少阴。"意指太阳的主要发病倾向是感受寒邪产生的病理改变，寒气是本，太阳是标，太阳的机能首先是使机体既适应外界寒气，又不受寒邪侵袭，少阴是支持太阳大量阳热耗散的能源贮调系统，即神、精、气的枢化，所以叫"中气"。《伤寒论》六经辨证主要是针对外感风寒邪气产生疾病变化的辨证纲领。太阳病是以伤寒表证为中心，上及气府、下连水府的一系列气津改变。改变的实质是寒邪遏伤体表阳气，津液直接排贮的调燮系统功能紊乱。实质上主要是以抗寒调节功能为中心的改变。"寒水"是这一系统疾病的特征概括。太阳病变证的病所往往反映了太阳的脏腑生理联系，变证的性质主要由阳气与津液遏伤后如何进一步演变而定，也可以说是寒水病变的演变。阳明病是耐热燥的有效调燮机能紊乱、阴液调燮机能损伤所致，即"阳明之上，燥气治之"。少阳病是阳气枢转不利，寒热整合调燮紊乱，以及气液不枢，浮火上炎所致，即"少阳之上，火气治之"。太阴病病机是寒凝湿聚于内，以脾虚湿蕴为主，肺宣发水津机能失司为次，即"太阴之上，湿气治之"。少阴病病机是以心肾元气耗伤，神、精、气生理调燮链的损伤或障碍为主，寒常伤肾阳，热先耗心阴，故有寒化与热化两极分化的证治，即"少阴之上，热气治之""少阴之上，名曰太阳"。厥阴病病机是寒遏厥阴，气火郁阳，甚或营血异循，相火勃发，即"厥阴之上，风气治之"。六经证治体系就是从此框架上确立起来的。

归纳六经辨证系统可见，阴阳的失司证是主导，是本，是三阴三阳之名用以辨证的意义所在。脏腑经络失调证是标，标之常是阴阳气舍节之处与通路，三阳空窍证是标之异。具体见表2-1、表2-2。

表2-1 六经辨证系统归纳表

六经辨证系统（归纳）
- 阴阳失司证（主导，三阴三阳之名用以辨证的主要意义）
- 脏腑经络失调证（标之常，阴阳气舍节之处与通路）
- 三阳空窍证（标之异）

表 2-2　三阴三阳六病分证归纳表

证治 六病	阴阳失司证	脏腑证	经络空窍证	舌脉证	治法
太阳病（抗寒泄水失司）	恶寒发热	小便不利、汗出失调蓄水	头痛、项强、鼻衄、烦	舌质淡红润、苔白根腻、脉浮	汗法解表
阳明病（耐燥热与传导糟粕失司）	恶热、发热、潮热	口渴、便秘、燥屎	目不了了睛不和、目痛鼻赤	脉洪大、舌红苔干	清法、下法
少阳病（寒热整合失司）	寒热往来	胸胁苦满、胁痛、心下痞	口苦、咽干、目眩	苔薄白、脉弦	和解法
太阴病（储调津液失司）	恶寒、腹满而痛	下利、时腹自痛	四肢温	脉缓迟	温中法、祛寒湿法
少阴病（精神气枢化失司）	形寒，但欲寐，神衰	心烦不寐、脉微细	咽痛、心烦四肢厥冷	舌淡、脉迟微细	温下法、清上导下法
厥阴病（储调营血失司）	厥热往来	气上撞心、心中疼热、饥不欲食、食则吐、下利	头顶痛、吐涎、肢冷		祛寒通络、养血理肝法

简单说，所谓象，《易传》说是"观物取象""观象取意"，有意象、法象，是客观存在的反映。所谓数，是多少，更是时空的记录。据笔者研究，《内经》标本中气学说实质上是以人体三阴三阳象数代表经络脏腑等体内机制适应外界六气环境相应变化推导出来的病因病机理论，即用以阐明人体三阴三阳适应天上六气变化的病理转归的。《伤寒论》六经证治体系有大量汤证与标本中气学说相吻合、相支撑。简要举例如下。太阳寒化病变时受少阴阳热的支持调节，病则如 20 条桂枝加附子汤证。少阴热化病变时受太阳津液贮调，病则如 319 条猪苓汤证。阳明燥化病变时受太阴津液调节，病则如 247 条脾约丸证。太阴湿化病变时受阳明燥热调节，病则如 279 条桂枝芍药大黄汤证。少阳相火病变时受厥阴营血的调节，病则如 269、270 条证示。而厥阴营血失调时，风从内生，受少阳气津的调节，病则如 379 条小柴胡汤证。至于标本中气学说的从化问题，原意说，太阳少阴因标本异气，寒热两极，故可从标从本。阳明厥阴因燥从湿化，风从火化，同气相求，故不从标本，从中气。少阳太阴因标本同气，故从本。虽会甚觉晦

涩难懂，但实际上从化问题主要指外感六气后三阴三阳发病的转归。太阳生理是巨大的阳气充盛于外的抗寒调节，感受寒邪后必然从寒，或从热转化。太阳病篇既有汗后发热头眩的真武汤证，又有汗后脉洪大的白虎加人参汤证。少阴的生理是神、精、气化之所，藏精以稳内，化气以助太阳御外，若外感后生理功能障碍，也会寒热两极转化。故少阴篇有不能气化助阳则寒化的真武汤、附子汤证、四逆汤证，又有藏精稳内障碍的黄连阿胶汤证、猪苓汤证，乃至四逆散证、少阴三急下证。故太阳少阴从标从本。阳明的生理是耐燥热的调节，外感病发的转归只有赖太阴津液的多少存亡而定，故有清热不伤阴的白虎汤，或以急下存阴为主要宗旨的系列方剂。若阳明中寒，必从湿化。厥阴生理是营血储调以维系内稳态，又受少阳游离的气津相助以运行调节。外感受邪阻遏，营血循行异常，则相火勃发，风证内生。此时津与精难助，必先赖疏泄调和，故病有370条的小柴胡汤证。因此，阳明厥阴的病理生理特点不从燥化、风化，而主要赖太阴、少阳而定转归，故说"从中气"。少阳的生理是游离的阳气以调燮寒热，外感寒后阳气阻遏，唯有从热化火，故说从本。太阴的生理是大量的津液储调敷布以稳内，外感受邪必津液凝聚成湿，故说从本。

　　综上所述，标本从化是指三阴三阳外感后发病的主要转归，是由三阴三阳自身的生理病理特点决定的。而《伤寒论》均有方证与标本中气学说的论述相吻合。当然，《伤寒论》对标本中气学说也有修改，在实践中发展，最显著的是少阴病寒化多、热化少。毕竟《伤寒论》阐述的是以风寒为主的六气，而标本中气的理论推演的六气是平均的，这是对象数推导理论的医疗实践。人躯体横切面三阴三阳分布见图2-2。

　　《伤寒杂病论》还记载了不少人与天地相应而产生的生理病理变化及其诊治方药。例如，《金匮要略·脏腑经络先后病脉证第一》篇提到"阳病十八，阴病十八，五脏病各十八"，就是历史上以象数类病方法的记载。所记的数，是"和于术数"的"数"，是天人相应观的反映。又如《伤寒论》的白虎加人参汤条下："此方立夏后，立秋前乃可服，立秋后不可服。"又云："与之则呕利而腹痛。"一味"麻黄醇酒汤"治黄疸，春月用水，冬月用酒煎。这些均是同一道理，是使人的阴阳与天地自然阴阳消长同步的适时治疗手段。

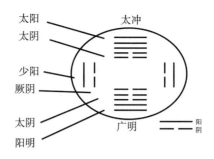

图2-2 躯体横切面三阴三阳分布图

综上所述，张仲景认为要认识与利用天人相应客观规律，就必须运用象数思维，分辨疾病，预测后果。用各种方术调和阴阳象数，即是法于阴阳，和于术数。

（三）基本临床思维途径

1.首辨病，求病因，知势位，识病传 中医辨病，首先追寻起病的原因，不外外感、内伤。辨病因对指导用药很有帮助。知病势，即知道发病所在及势态。识病传，就是知道疾病传变的可能性。《伤寒论》说："伤寒一日，太阳受之，脉若静者，为不传；颇欲吐，若躁烦，脉数急者，为传也。"伤于寒邪的外感是病因，太阳受病是病的势位，是否传变则要看脉证。

（1）首辨病：综观《伤寒论》大量的条文，"阳明中风""太阴中风""妇人伤寒""伤寒发热""三阳合病""少阴病二三日"等冠于条目之前;《金匮要略》常以脏腑归类疾病，各条疾病辨治也常冠以"诸病黄家""肾著之病""膈间支饮""肝着""虚劳"等，也都说明了临床思维首重辨病分类。伤寒之三阴三阳病就是六个疾病分类范畴。《金匮要略》杂病辨病分类以脏腑身形与主症结合，如痰饮咳嗽上气、肺痿肺痈咳嗽上气、消渴、小便不利、淋病、水气病、腹满寒疝宿食；或以特有病证为主体，如浸淫疮、奔豚、蛔虫病、妇人病等，主症、病因、病机即在病名之中。辨病分类便于认识疾病的源头所在，《伤寒杂病论》就是分病辨证的。岳美中教授曾说："疾病的证候是从病而来，从矛盾的性质方面来说，病是基本矛盾，证是主要矛盾。辨病首先要认识基本矛盾。"上述认识无疑是非常正确的。由于强调辨证论治时提到"异病同治"，有人误解可以不辨病了。其实，不同病，但证同就有相同治疗的基础，这不错；但不同的疾病，证相同时，中医可以治疗相同，但疗效肯定不同。例如同一个往来寒热的小柴胡汤证,若是感冒,一剂知,两剂已;若是胆内结石并感染或是胆汁性肝硬化并感染,尚需加减变化,辨病与辨证结合治疗。现代社会呼唤中医与时俱进,既要辨病,更要辨证,这也是正确弘扬仲景临床思维的体现,只有这样才能更有效地为临床工作服务。

(2)求病因,知势位:关于疾病的发生,中医首先寻求致病动因,如外感六淫、内伤七情、气血痰食等,并充分分析证候、病位、病势。只有这样才能更容易认识疾病的传变。这是审因辨证的过程,知道三阴三阳病,就是知道疾病的势位。不少人理解辨证论治只注重证候,只辨寒热虚实即用方,忽略了动态分析,结果局限了判断,辨证失误。例如,《伤寒论》说:"厥阴之为病,消渴,气上撞心,心中疼热,饥而不欲食,食则吐蛔,下之利不止。"如果不辨病,不知是伤寒,只求证候,有可能被误认为是胃阴虚证。

(3)从伤寒与杂病看病传变:众所周知,只有识病传,才能采取预防性治疗,成为"治未病"的"上工"。一般来说,伤寒病按三阳三阴病传;杂病从脏腑入手,以五行胜负预测,然后有"知肝传脾,当先实脾";伤寒杂病兼有者,应知先后病。伤寒与杂病,理论上并不相同,临床上却很难截然分开。

在辨治伤寒与杂病的过程中,应注意先外感后杂病,或兼治。例如,《伤寒论》的六病分证,太阳篇为首,篇幅最多。太阳变证多从误治或失治而来,单纯外感表证远少于外感诱发的杂病变证。变证的病所,往往反映了太阳的脏腑生理联系;变证的本质,主要由阳气与津液遏伤后如何进一步演变而定。临床上不少慢性病亦是从外感迁延而来。魏长春老中医曾引述"伤风不醒变成痨",乃是经验之谈。笔者曾治疗一些慢性结肠炎,大便里急日十余次、泻下黏液、腹痛、舌苔腻滑,有外感病史,用桂枝葛根汤合平胃散加减而愈。外邪透解后,再进一步辨治杂证,才是捷径。

太阳病篇的淋家、疮家、衄家、亡血家都是原患杂病又感伤寒的,如"假令尺中迟者,不可发汗,何以然者,以荣气不足,血弱故也",故应根据疾病发展传变的顺序及病人体质差异,决定治疗顺序。

2.诊脉参证,审判病机势位 仲景十分重视脉诊,每以脉象之势度病证之势,以脉象之位度病证之位。以决表里、寒热、虚实、阴阳、标本的取舍,如"太阳中风,阳浮而阴弱。阳浮者,热自发;阴弱者,汗自出"。由此可见,脉象是病机的表达。又如"太阳病下之,其脉促,不结胸者,此为欲解也。脉浮者,必结胸;脉紧者,必咽痛;脉弦者,必两胁拘急;脉细数者,头痛未止"。脉象在此又为判断证候的标志。又如"脉浮热甚，而反灸之，此为实，实以虚治，因火而动，必咽燥吐血"，"微数之脉，慎不可灸……脉浮，故知汗出解"，脉象在此又是施治的指南。《伤寒论》没有把脉象机械地对应某一病证，而是整体脉象参合整体病势位，或是病机的表达，或是施治的指南，或是证候的标志。脉诊就是古代中医的全身检查。从《黄帝内经》全身上中下三部九候，到汉代的寸口脉诊法，都是反映人体的整体信息，结合整体观理论判断势位病机，这在当时是很先进的。而今，中医临床工作者亦应结合西医的全身检查作为参考，在传统全身检查之外进行与时俱进的补充。例如都是呕吐，如果是胃炎呕吐降逆止呕容易治愈，若是尿毒症呕吐则需要从利尿排湿毒着眼治疗。

3. 辨证抓主症　辨病之后是辨证。一病常有很多症状，重要的是抓主症。但辨主症尚需要注意先后病，因为它们各有主症。也就是《金匮要略》说："夫病痼疾加以卒病，当先治其卒病，后乃治其痼疾也。"猝病与痼疾，主症各有不同。同时，即使是先治猝病，原有痼疾由于体质不同，虽主症相同，治疗也不同。至于如何抓主症，今试谈体会如下。

（1）常见者，主症先现：在疾病发生之初，主症往往先出现。例如太阳病起于外感风寒，故先恶寒，然后才逐渐出现发热、自汗或无汗、脉浮等症状。因此，恶寒是太阳表证的主症，即"有一分恶寒，便有一分表证"。《伤寒论》101条柴胡证中"但见一症便是，不必悉具"，这就是主症。抓住主症治疗，其他症状亦可迎刃而解。

（2）危重者，主症最急：原有疾病，又猝然出现急症，如大出血、昏厥、大便闭、小便癃等，按照急则治标的原则，主症就发生转移。例如《金匮要略》云："师曰：病，医下之，续得下利清谷不止，身体疼痛者，急当救里；后身疼痛，清便自调者，急当救表也。"主症转移，治疗亦随之转移。

（3）复杂者，主症易解：《伤寒论》说："阳明中风……胁下及心痛……一身及目悉黄，小便难，有潮热，时时哕，耳前后肿，刺之小差，外不解，病过十日，脉续浮者，与小柴胡汤。"此例病情复杂，病程长，然只要脉续浮者，仍用小柴胡汤以解表，这就是先易后难的辨治法。又如"太阳病，初服桂枝汤，反烦不解者，先刺风池、风府，却与桂枝汤则愈"，此例烦而不解，是邪郁络脉所致，先刺风池、风府通络除烦，再服桂枝汤就治愈了。面对复杂的病情，先抓易解决的主症，复杂的病情也可以渐渐简明化。

4. 选方主证

（1）随机运用：都说《伤寒论》开创了辨证论治的先河，而《伤寒论》辨证论治中最直接的临床思维就是选方主证、遣药对症。以某种病机为主的经方汤证，反映了人体某种基本病理生理格局，经反复实践验证，逾千年屡验不鲜。六经证治体系是人体基本结构的病理反映，也是经方疗效千年不改的基本原因。张仲景抓主症，辨主证，选用主方，就是《内经》所谓"必伏其所主，而先其所因"临床思维的体现。在这里，抓主症，辨主证，就是掌握病机，然后随机选方。"观其脉证，知犯何逆，随证治之"是辨证论治的灵魂，是最关键的临床思维。"千方易得，一效难求"，一证有多方，临床选方要随机运用，作者在临床上，往往会先考虑仲景方，无合适者再考虑时方及温病方，复杂病再考虑复方与大方。

（2）序贯用方

在上述一系列的临床思维指导下，辨证察机选方尚无把握时，不妨试行贯序试方。这在《伤寒杂病论》中早已有之："伤寒阳脉涩，阴脉弦，法当腹中急痛，先与小建中汤；不差，小柴胡汤主之。""病溢饮者，当发其汗，大青龙汤主之；小青龙汤亦主之。""伤寒，服汤药，下利不止……医以理中与之，利益甚，理中者，理中焦，此利在下焦，赤石脂禹余粮汤主之，复不止者，当利其小便。"有时疾病在一定的时间环境中未显露本质，需要试方。当然这种序贯试方是建立在分析疾病基础之上，有计划地选方治疗，并非盲目。

另一方面，中医治病也有程序化序贯治疗的，如伤寒的三阴三阳病治疗；杂病按脏腑类病，"知肝传脾，当先实脾"，从五行胜复中预测；伤寒杂病兼有者，应知先后病；温病的卫气营血、热病后养阴、久病及肾、久病入络或杂病后健脾等。若一时无方对证时，就要对证立法，"病痰饮者，温药和之"就是例子。有学者梁冰氏经过多年对血液病的临床研究指出：急性再障早期属急劳髓枯，湿热重，要凉血解毒，滋阴补肾；中期阴阳俱虚，滋阴补肾，温补肾阳；恢复期肾阳虚，要补肾阳，填精益髓。因此，提出要整体观念个体化，并注意内科疾病的程序化治疗。从偶然中发现必然规律，整体观念与微观研究结合，借以提高中医证治整体水平。这些临床思路值得我们借鉴。

5. 对症用药　选方主证是成功的基本，但不是全部，很多时候还需要对症状或对病因进行加减遣药。甚至有时候病不清，证难辨，也可以对症用方药，如《伤寒论》小柴胡汤、小青龙汤、真武汤、四逆散、理中丸等。有证基本同因症不同而加减遣药的，如《伤寒论》桂枝类方、麻黄汤类方、承气汤类方、柴胡汤类方等。熟识掌握这种加减遣药，对治疗疾病是非常重要的一环。药对是方剂组成的有效单位，熟练运用药对如分解武术套路为散打技巧般，十分实用。

6.从小青龙汤证加减看伤寒论的辨治思维（表2-3）

表2-3　小青龙汤证随症加减

因与机	伤寒表不解				心下有水气	
组方药对	桂3芍3草3				姜3辛3味3	
加减症	干呕 发热 咳	渴	利	噎	小便不利 小腹满	喘
用药	麻黄、半夏	花粉	芫花	熟附	茯苓	杏仁

小青龙汤的病因病机应是伤寒有表证，内有停饮、水气，因此组方药对是桂枝、芍药、甘草解表，干姜、细辛、五味子化饮止咳，如果是干呕发热而咳，就加麻黄、半夏，如此等等。或者概括说，因、机、症、方药是它的辨治思维。

总之，重温《伤寒杂病论》的上述内容，若再简化些，也许可用"诊病审因，辨证察机，随机选方，无方立法，对症用药"五句话来概括其基本的临床思维模式。

（四）治疗方式与特殊的对病下药

众所周知，中药的采集、加工顺应四季的生长化收藏，叶、茎、花、根的四气五味、升降浮沉均与象数思维息息相关。煎药用甘澜水、清浆水、潦水、清酒、苦酒、麻沸汤等也反映了象数思维的理论推演。中药服药时间也有讲究，如四时、昼夜、平旦、日晡等。用药方式多种多样，例如除口服之外，还有猪胆灌肠、瓜蒂催吐、阴道纳药、苦参汤外洗、当归生姜羊肉汤药膳等。这些无不体现"法于阴阳，和于术数"，即运用各种方术，使人的阴阳象数与自然相和谐。

综上所述，阴阳五行是古人长期观察人与自然后"考建"出来的思维坐标。天人相应是不可否认的客观存在，象数思维是认识天人相应规律的方法，

"法于阴阳，和于术数"就是调节人的阴阳象数与自然环境相协调，是象数思维在医学防治上的应用。也许有质疑者认为数学最科学，而中医只有象，没有数。其实五运六气学说就是最典型的象数推演。它以60年为一个周期，按照天干配地支组合与排列的数学方法而成，反映了日、月、地三者的60周年运动周期不同的天象、地象，从而影响不同的人象（疾病谱）。把五运六气学说作为中医数学研究的切入点，输入电脑成软件，也许不久现代中医指头一点就可把当年的疾病谱搜索出来。当然，临床诊疗因夹带着大量的经验成分，一时未必做得到，另作别论。总之，中医学是反映客观存在的实践者与成功者，这就是它的真理性所在。

与中医相比，西医对人与自然的认识更多着眼于微生物环境对人的感染。笔者设想，若与时俱进，把六气分为邪与气致病，即既有微生物之邪，也有能量、信息或微物质等物理、化学因子的气环境对人体的外表及内环境的相应影响。六淫、六邪多相感发病，六气多相应发病。例如，风湿、哮喘、冠心病等宿疾内外"相应"则可发作等。寻找天人相应的客观途径，对中医基本理论进行更深入、具体的阐明，也许会对中医学产生巨大的推动作用，盼后来的医学工作者参考！

此前，先贤达士对中医原创思维都有见仁见智的观点，讨论时莫衷一是。笔者深信，遵循医圣张仲景有效实践的临床思维观，必能抓住原创思维具有核心价值的链条，并与时俱进地应用它、检验它，在传承中发展它。

二、叶天士辨治的临床思维方式解读——前因现状察机悟方解证或立法对症下药

（一）《外感温热篇》

叶天士在《外感温热篇》中创造性地提出温病学说的基本理论：①阐明温病的发生、发展机理及与伤寒的区别；②创立"卫气营血"学说作为温病的辨证论治纲领；③发展了温病的诊断方法，主要是辨舌验齿、斑疹白㾦等；④制定了温病不同类型及不同阶段的治疗大法。在研究原文的论述过程中，深入探讨了叶氏的临床思维方式，试述如下。

1. 辨证审因机传变，要知常更要达变　中医辨证，首先是审因辨证，这

本来是常识，但现在很多人似乎总忘记了这一点，以为只根据病人诊病时的证候即可辨证用药，这是一大误区。叶氏所云"温邪上受，首先犯肺，逆传心包"，指出了温病从上受、从口鼻而入，与外感寒邪从皮毛而入不同，因而传变从三阴三阳的途径改为卫气营血的途径，这是常规。而"逆传心包"则是"突变"。这是认识温病的提纲。所以说："大凡看法，卫之后方言气，营之后方言血。""否则不循缓急之法，虑其动手便错，反致慌张矣。"因此，从病因推断病机的传变是第一重要的。很多人却恰恰忘记这一要点。另一方面，即使是病机大致类同，不同的病因，辨证用药亦有所不同，如热入营分，"如从风热陷入者，犀角、竹叶之属，如从湿热陷入者，犀角、花露之品，参入凉血清热方中"，这些认识很重要。不同的病因，相类的证候治疗是不同的。当临床疗效不佳时，应从根据病因推导病机传变。同时，审因机传变的思路宜细密，如"风夹温热而燥生，清窍必干""湿与温合，蒸郁而蒙蔽于上，清窍为之壅塞""斑点隐隐，撤去气药"……先人为我们做出了很好的示范。

不同的人，体质不同，推断因机传变亦有所不同。疾病除按卫气营血顺传外，也可流连气分，不入血分。如发热仍不退，通过战汗透邪，或用杏、朴、苓或温胆汤走泄；伴脘腹痞痛，用小陷胸、泻心汤类或杏、蔻、橘、桔，这多数是消化系统的感染症状；湿热困积，予芳香化湿、利水清热之法治之；热盛困积，用通下热结之法治之。气分病辨证需注意："斑疹皆是邪气外露之象""斑属血者恒多，疹属气者不少"；斑疹多胃中热盛或胃津内涸，宜用"清凉透发"之法；白痦多属湿热伤肺，湿郁卫气，治疗时应注意"邪虽出，而气液枯"；辨斑疹、白痦需辨别其色红紫、深浅、明晦与枯润。这些临床思维的辨证达变技巧是必须掌握的。而诊舌验齿对诊断温病的重要意义已众所周知，在此不多赘述。

2.论治技巧灵活分解——直出药对以对证或立法选方、序贯试药 叶氏在卫气营血辨证中，首先强调"卫之后方言气，营之后方言血""到气才可清气""入营犹可透热转气"。在重视程序化的辨治原则外，更注意"夹风则加入薄荷、牛蒡之属，夹湿加芦根、滑石之流，或透风于热外，或渗湿于热下，不与热相搏，势必孤矣"，这种分解病邪的灵活诊疗技巧，给人以深刻的启迪。又如"邪留三焦，分消上下之势，如近时之杏、朴、苓等类，或温胆汤之走泄""犹可望其战汗之门户、转疟之机括""若邪始终在气分流连者，可冀其战汗透邪，法宜益胃，令邪与汗并，热达腠开，邪从汗出"。这里提出温病在三焦与伤寒在少阳的不同，上下分消或战汗治法，也是另一创新点。少阳小柴胡汤证的病位在胆与三焦，重点是转输少阳游离的阳气与津液，调适人体寒热。针对往来寒热，小柴胡汤可使"上焦得通，津液得下，胃气因和，身濈然汗出而解"，重点是外透肌表郁热之邪，内降胃腑下行之气。而温胆汤走泄是降胃泄胆法与益胃、夹津气、透邪达表的战汗法的结合，针对不同体质，即无外寒但郁热迁延不愈、胃津气虚损的治疗方法是不同的。叶氏不但诊疗方法新颖，用药也新颖。如用金汁、人中黄、银花露等通下腑气，以透热清斑。

叶氏在用方药的方法中，有些是直出药对以对症，如"入营犹可透热转气，如犀角、玄参、羚羊角等物，入血就恐耗血动血，直须凉血散血，如生地、丹皮、阿胶、赤芍等物"；有时动态观察病传情况，序贯试药，如"若斑出热不解者，胃津亡也，主以甘寒，重则如玉女煎，轻者如梨皮、蔗浆之类"。

同时，叶氏充分注意到湿温病的证候特点，提出了独到的见解，令后人颇为重视，如"面色白者，须顾其阳气，湿胜则阳微也"，"面色苍者，须要顾津液"，"不可就云虚寒，而投补剂，恐炉烟虽息，灰中有火"，"热病救阴犹易，通阳最难，救阴不在血，而在津与汗，通阳不在温，而在利小便"。这些论治临床思维的原则成为后人治疗湿温病脍炙人口的佳句，复杂证治在这种灵活的分解下也逐一解决。

叶氏也注意专科特色用药，如"大凡胎前病，古人皆以四物加减用之，谓护胎为要"，"冲脉隶属阳明也"，"若热邪陷入，与血相结者，当从陶氏小柴胡汤去参枣加生地、桃仁、楂肉、丹皮或犀角等"。这些都是专科用药的临床思维。

（二）《三时伏气外感篇》

本篇主要论述春夏秋三时温病，兼论一些幼科证治。同时提及了伏气温病的认识与证治。

1. 时令与外感温病的疾病观解读 篇中说"春温一证，由冬令收藏未固……寒邪深伏，已经化热，昔贤以黄芩汤为主方，苦寒直清里热伏于阴，苦味坚阴，乃正治也"，"若外邪先受，引动伏热，必先以解新邪，继进苦寒，以清里热"。这里提到了争论已久的《内经》"冬伤于寒，春必病温"的问题，认为冬伤于寒，入阴化热，春天发作，用黄芩汤苦以清热坚阴为正治；如果是春天外邪先受，引动伏热，必先解外邪，继进苦寒清热。此从原则上解读了《内经》的春温，指出了两种解决方法，而所运用的思维方法出发点仍是天人相应的疾病发生观。

2. 因机症药与因机法药的推演思维在温病证治中并存 篇中说："风温者，春月受风。""身热咳喘，不知肺病在上之旨，妄投荆防柴葛……此手太阴气分先病，失治则入手厥阴心包络，血分亦伤。"

这里指出春温、春月受风，肺气受病，身热咳喘的病证，与用荆防柴葛的肌表受邪的病证，在受病层次上不同，因而治疗也不同。"春月暴咳忽冷，先受温邪，继为冷束，咳嗽痰喘最多……辛解忌温，只用一剂"，后注解中用泻白散加前胡、牛蒡子、薄荷之属。在这里"先受温邪，继为冷束"引起的咳喘与肌腠皮毛受外风寒冷束的用荆防柴葛之咳喘的受病层次与证治是不同的。现代人，尤其是小儿，生活在空气污染较重的环境里，上呼吸道感染、肺炎反复发作，都与口鼻"先受温邪，继为冷束"有关。从病因推演咳喘主症，对症选用泻白散，再加疏风的前胡、牛蒡子、薄荷等药，可解外受冷束之风邪。

篇中说："暑伤气分，湿亦伤气，汗则耗气伤阳，胃汁大受劫炼，变病由此甚多，发泄司令，里真自虚。"张凤逵云："暑病首用辛凉，继用甘寒，再用酸泄酸敛，不必用下。"

文中简述了从《内经》到《伤寒》及金元历代对暑热的认识，以及伤寒与暑病的证治鉴别，而夏暑更多的是阳暑，在此亦论及。据伤暑致耗气伤津的病因病机，不出药对，只提药法，就是因机症法的推演思维过程。

而暑厥、昏迷惊厥是邪入中络，直接用牛黄丸、至宝丹芳香利窍，神苏后用清宫汤之类，这又是因机症药的推演方式。

夏令病因、病机、主症的用药特异点亦一并指出：阴暑气闭无汗用香薷杏仁发汗泄水；夏季身痛属湿，羌防辛温宜忌，宜用木防己、蚕砂（豆卷）。值得注意的是，有时主症相同，时令病因不同，用药亦不同。

3. 演绎经旨，创新辨证思维 篇中说："秋深初凉，稚年发热咳嗽……世人误认暴感风寒，混投三阳发散，津劫燥甚，喘急告危。若果暴凉外束，身热痰嗽，只宜葱豉汤，或苏梗、前胡、杏仁、枳桔之属，仅一二剂亦可。"

这区别于外感风寒较重致咳嗽之麻桂之方。尤其南方小儿，秋凉外感而不甚寒，温燥更宜谨慎，这也是叶氏对外感肺卫咳嗽证治的创举。现代城市生活中，很多小儿自汗，易外感诱发上呼吸道感染，麻桂之剂不宜应用，此时叶氏之方可用。此亦反映了叶氏运用经典结合实践出现的问题所做的创新解读。如篇中说："阅近代世俗水湿喘胀之证，以《内经》开鬼门，取汗为表，分利小便，洁净府，为里治……不知凡病皆本乎阴阳，通表利小便乃宣经气，利腑气，是阳病治法，暖水脏，温脾胃，补土以祛水，是阴病治法，治肺痹以轻开上，治脾必佐温通。"并指出"夏季湿热郁蒸……渐至浮肿腹胀……必先咳嗽喘促……先喘后胀治在肺，先胀后喘治在脾，亦定论也。"这里给我们的提示是"开鬼门、洁净府"都是水邪的出路，然开肺痹、宣经、利腑可通表利尿，温通脾胃、补土祛水亦可祛邪消肿。这是对经典的新解读，同时也提示我们抓主症时注意主症先现的临床思维，如"先喘后胀治在肺，先胀后喘治在脾"，对于临床上一些水肿，包括西医肺心病水肿、肾性水肿等的诊治颇有意义。

4. 叶氏临床思维小结　对于外感温热病，叶氏论述的重点是审因机传变，提出卫、气、营、血辨病，审因是分析风温、湿温、暑热、暑厥，以病因为主命名。

在病名诊断类同的情况下，辨治思维的重点是因机症药与因机法药，审因则需要注意时令、地域等因素，而因机传变则需注意知常达变。与《伤寒杂病论》相比，叶氏之作不仅花大量文字在分析因机传变上，而且论治技巧更加灵活多变，直出药对以对证或立法选方、序贯试药。

伤寒与温病相互继承，方药互用，寒温之间病邪传变也会有交叉，但温病显然是另类疾病的证治阐释，二者感受病因不同，传变途径不同，证候侧重点也不同。临床中必须同中求异，异中察同，才能达到最佳效果。例如小柴胡汤证之半表半里与温病的杏、朴、苓或温胆汤走泄上下分消，都必须体察分辨。

因此，审因辨舌、察机、灵活施法用药是叶氏一大特色，他对中医临床思维的发展做出了卓越的贡献。

第三节　辨证论治形成的历史架构及其内涵述评

自从清·章虚谷提出辨证论治的中医临床思维方式至今，人们普遍把辨证论治作为中医临床思维方法，现代教科书更把它作为中医唯一正确的临床思维模式，理、法、方、药一线贯通，并赋予它较丰富的内涵。随着现代临床进一步实践，对上述概念又提出不少质疑。因此，笔者试图换一个途径，即从辨证论治历史上形成的架构及其内涵入手，探究其思维模式。

一、平人概念与辨治导向

中医学作为一门独立的医学体系，对疾病有明晰的概念，那么以象数思维认识天人相应的客观存在而产生的理论对健康与疾病又如何认知呢？

就机体的内环境而言，"阴平阳秘，精神乃治"，"阴阳离决，精气乃绝"，这是阴阳学说对人体健康与疾病总体机理的概括。因此，"谨察阴阳之所在而调之，以平为期"就是基本的治疗法则。"平"是阴阳平衡之意。而"法于阴阳，和于术数"就是利用养生或治疗的各种术数以达到"阴阳和"的目的，这就是健康之道，"和"就是调和力。因此，阴阳和平就是平衡与协调，调和即健康。和有动词之意，平是结果，以和促平。健康之人《内经》称作"平人"。因此，人体除了有卫气这种卫外力外，还有自和力，《内经》所谓"阴阳和"，《伤寒论》"津液自和"都来源于机体自身这种自和力。当然，不同人体、不同年龄段的脏腑刚柔、阴阳盛衰不同，这也会导致卫外力、自和力的差别。过去很多人习惯将"阴平阳秘""阴阳和"解释为动态平衡或非平衡稳态。如果从阴阳象数来认识人的生、长、壮、老、已各阶段，动态平衡显然是不够的。象数的衍变是奇偶数交替上升的。如果奇数理解为非平衡稳态，偶数理解为动态平衡的话，则人体是在非平衡稳态与动态平衡之间交替转换的，这才是人体的正常状态。当人体出现阳盛阴衰、阴盛阳衰这种阴阳不平衡，甚至"阴阳离决"稳态破坏时，就会产生疾病，这是机体内环境失常所致。

就机体与外环境而言，《素问·五运行大论》说："气相得则和，不相得则病。"人体与自然环境无时无刻不进行着气机的交通，并处在相协调的"稳态"，包括口、鼻之气及玄府、皮毛与外界之气机交通的相对稳态。"不相得"则意味有害的气机交通，也就是外邪入侵成疾了。所以《灵枢·师传》说："为治之道，顺而已矣。"不论使用正反逆从的何种方法，均以因势利导作一般原则，调和阴阳气血达到相对平衡的稳态，以适应外环境。

那么，健康人的判别指标如何具体诊断评定呢？《灵枢·终始》说："所谓平人者，不病。不病者，脉口人迎应四时也，上下相应而俱往来也，六经之脉不结动也，本末之寒温相守司也，形肉气血必相称也，是谓平人。"这里是指六脉四时、上下节律均正常，内在脏腑与外在躯体、躯体与四肢及其他各部分相协调一致，外在形体气色与内在运行的气血盛衰相符合。可见重点在强调整体与局部、上下、内外表现的阴阳"和"及相互支持一致，就是"相通""相得"的表现。而"和"与"通顺"是相辅相成的，也只有通和才有阴阳和平，即《素问·阴阳应象大论》所说："必先五胜，疏其气血，令其条达，而致和平。"这就是平人的大致机理与概念。

疾病概念方面，古人云：轻者为疾，重者为病。医学上从辨病入手，而古代只有"證"字，即现代"证"字，指病证，包括证候及病状。大概宋代以后才有"症"字，指病情病象。与辨病证最相关的是病机，出自《内经》之"谨守病机"，并有著名的病机十九条，包括病因、病位、证候、脏腑气血虚实等，实质上是指疾病的主要机理或理解作病的关键机理。又有称病能的，因古代"能"通"态"，病能即病态，出自《素问·风论》"愿闻其诊及其病能"，仍指病因病机。

在分类辨病后，辨证就主要是通过四诊辨病因及其发病主要机理（病机）。所谓"必伏其所主，而先其所因"，就是这一主要思维导向。

二、外感热病证治体系

《内经》早已有热病、伤寒等病名，《伤寒杂病论》当首推为第一部临床专著。《伤寒论》中分太阳病、阳明病、少阳病、太阴病、少阴病、厥阴病六病，各病按脉证并治，所以是六病辨证。《金匮要略》是按病脉证治分述。二者均是在对病的分类下辨证。《伤寒论》的六病辨证却被后世统称为六经辨证，着实引起不少误解。《伤寒论》问世以来，历代注家可达数百，从不同角度理解认识它，最有代表性有：金·成无己《注解伤寒论》，用经典理论来注释；明·尤在泾《伤寒贯珠集》，从伤寒治法注释；清·柯琴《伤寒来苏集》，从方证系统阐发。他们都对六病分证体系进行了阐释。此后，曹颖甫出《经方实验录》，日本汤本求真《皇汉医学》，从经方临床验案入手阐释六经证治体系，影响很大。中华人民共和国成立以后，尤其近30年，注重整理各地经方的活用经验与理论，使六经证治体系更完整了。例如，辽宁谢永新等整理的《范中林六经辨证医案》，范老运用六经辨证及经方治疗各种疑难证，堪称一绝。熊曼琪等《临床实用伤寒学》从理论到临床对六经证治作了系统的总结整理，并将其作为新学科"伤寒学"提出来，为后学将六经证治运用于伤寒与杂病临床提供了很好的借鉴。六经证治体系之所以为后世尊为经典，主要是因为它在生理上反映了人体客观存在的三阴三阳层次及其与之相联系的经络脏腑体系，在病理上反映了人体适应外感六气产生变化的架构，其对应的经方也历验不鲜。因此，它对中医临床治疗是奠基性的，对临床思维有重大的指导与启发作用。

当《内经》的标本中气学说提出后，中医学发展史上并没有把六气对应三阴三阳作单一致病的系列进一步加以阐明，而是出现了外感热病、伤寒与温病的历史之争。从现代认知来看，皮毛玄府或口鼻外感六气皆可单一或复合致病，寒温之争也是外感疾病因致病途径不同引起发热不同的机理所致，均是客观存在的病候，因此不是非此即彼的，而是相互补充的。而现代社会复合病因更为常见，因此，伤寒方与温病方可混合使用。

再者，历史上经方派有"伤寒六经统百病"的观点，其实是以六经概念的泛化统脏腑辨证，虽然勉强于理可通，但不利于深化、细化脏腑辨证。毕竟一个是外感适应系统，一个是整体生理系统，彼此相关联，但生理功能不同。在《伤寒论》原文中，从未出现过太阳经或少阳经，而是太阳之为病、太阳病、少阳之为病、少阳病等。因此不是"六经"，那么经脉何在呢？经脉在三阴三阳层次之中，适应外界六气调节的是躯体的层面，不是经络，而人体的脏腑功能是整体的，它适应外在六气的功能，是脏腑之间的生理功能产生并存在一种适外功能常态，即其阴阳气多少的差异，这决定了三阴三阳属性与功能的差异。他们是彼此相通相联系的，彼此概念的差别也是显而见的。张仲景在《金匮要略》中首先强调脏腑经络先后病，并且都用脏腑辨证治疗杂病，而不是用"六经辨证"。

至明末吴又可《温疫论》提出"疫疠学说"，疫气由口鼻而入，"邪伏膜原"，然后分传表里等，惊醒了长期以来进行伤寒广义与狭义之争的学者们，毕竟疫疠也是外感热病的一种，是特殊的热病。

再就是明·张凤逵的《伤暑全书》是第一部重要的温病专著，指出暑期热病"不拘表里，不以渐次，不论脏腑"，"冒暑蒸毒，从口鼻入者，直中心包……入肝则……入脾则……"，"中暑归心……冒暑入肠胃，腹痛恶心、呕泻……"，"暑证多歧，中热中暍，中内中外，甚则为厥、为风、为癫痫，即发则泄泻、霍乱、干霍乱，积久后发则疟、痢、疮疡，种种病名，约十余种，皆暑为厉"。

吴、张二氏的论著为温病学说的产生奠定了重要基础。清·叶天士提出温热论，用卫气营血辨证治疗，继而吴鞠通的《温病条辨》提出三焦证治，均是系统完整的外感温热病的证治。之后相继有薛生白的《湿热病篇》，陈平伯的《外感温热论》及王孟英的《温热经纬》等著作出现，温病学的证治系统基本完成。

从现代的角度来看卫气营血证治系统，其实外感温热病可以表现为很多不同的现代诊断的疾病。如果是感冒、流感等，往往只有卫分、气分证；如果是乙型脑炎，则卫气证稍纵即逝，迅速出现高热、昏迷的气营两燔证。不同的传染病，表现出不同的卫、气、营、血证候。

三焦证治分上焦心肺、中焦胃肠脾及下焦肝肾三型三期。从现代角度来看，上焦证更多是以呼吸系统传染病为多，或是感染性神经或心肌系统疾病。中焦证多是湿温病，或是消化系统的传染病，如伤寒病、急性肝炎等。下焦证多是疾病后期迁延所致。

外感热病从六经证治到卫气营血证治再到三焦证治，是在历史的长河中不断发展、补充并完成的，而不是相互排斥的。正是通过对它们的认知与应用，中医的治疗水平才得以不断提高，疗效也更优越。现代人既要重视六经证治的学习，又广泛善用安宫牛黄丸等，阐明其疗效，制成针剂扩大应用。这些都证明中医学术在发展，证治系统也在互补不足。这三种辨证不仅是辨证，而是成熟完善的证治体系，说明实践是可行的。三种辨证理论是人体客观存在的适外的生理功能产生病理变化的常态。换句话说，人体客观存在着的三阴三阳功能、卫气营血生理功能及三焦的生理功能在受邪后不适应外界环境，就会出现病理变化，这就是这三个系统成为"辨证提纲"的根本原因。

20世纪八九十年代，伤寒与温病辨证提纲与统一之争议旷日持久，见仁见智，尚无了期。假若从生物进化这一历史源流上来认识，就可以另辟蹊径，从客观上寻找辨证提纲赖以存在的生理病理基础的生物演化源流，会较容易为人们所接受，从而避免烦琐而又持久的理论战。

我们已经知道，人体三阴三阳生理调节系统的形成过程贯穿了生物进化的水生、两栖、陆生的全过程，而温病的发病成因所需的环境，显然是陆生或伴以两栖的环境，生物在此环境下形成适应此环境的生理功能，进化完善此环境的防御系统。针对此环境的生理功能、防御系统的辨证提纲，就是温病客观的辨证提纲。因此，从生物进化形成的全过程来看，六经辨证的生理病理基础是全方位的，若以温病辨证提纲概括伤寒三阴三阳辨证，显然是不可取的。反之，以三阴三阳辨证系统概括温病的发病与辨证，则是可能的，但需要补充与发展，尽量吸收温病辨证的内容。因为辨证的方法必须依据发病的形成与证候这一客观因素而确立，而不是主观设想。同时，也必须考虑到生物长期陆生或两栖的生活环境对已在水生环境形成的太阳之表的抗寒调节的影响，从而提出如下必须加以讨论的一些问题。

一是《金匮要略》所提出的"太阳中暍"。这里仲景指出了太阳之表也可感暑中热。我们知道，由于太阳之表本身主司散发大量的阳气热气，又受日照的影响，暑热交迫，阳气郁不能发散，必反从胸内迫于阳明之里，其症为汗出恶寒、身热而渴。仲景用白虎加人参清里热佐以益气为治，与阳明病出现四大证治法大致相同，耐人寻味。另外，中暍证"发热恶寒""若发汗则恶寒甚""小便已洒洒然毛耸"，这里的恶寒与毛耸应同机理，但不是寒邪束表所致，而机体阳气耗伤，同时，太阳之表气化开阖的机能不利，阳气受热邪阻遏一时不达而引起的反射。这种竖毛反射，应是太阳之表抗寒调节基础上产生的又一种本能反应，在进化后期较高等的动物中形成。

另一方面，风温初起也有微恶风寒症。温病学家吴鞠通认为它是手太阴之表证，自然是有道理的，因为从理论上说，"六经都有表证"，"五脏六腑皆主表"。从生物源流上来认识，也与以上机理一致，不外是毛皮开阖，气机受邪阻，引起太阳之表的一种反射。近来的研究资料表明，温病卫分证的微恶寒，实质上是其人先内感温热之邪，借太阳之表诱发而已。故目前治疗外感发热，既用辛温解表，又用清热解毒以治里，熔二者为一炉而成通治之方。

这种里热外透的理论与实践目前已较普通，也使我们很容易解释为何种类繁多的清热凉茶都能预防各种流行疾病，且多数是温病。因此，"有一分恶寒便有一分表证"的提法，一般来说是对的。而对于风温、中暍之"恶寒"则必须意识到这仅是表气不利的反射所致，可佐以风药，却不宜以发汗或散寒为主要的治法。

可以设想，生物从水生进化到陆生之后，干燥的生活环境较之前变异之大，对生物自身进化的影响很大。它首先促使生物用腮、鳔呼吸进化完善到以肺为主，这是生物太阴系统的重大改变。其受外邪致病，也必然从寒水的生物、理化因素转移到干燥空气的微生物与理化因素中。在此干燥外环境下，首先的是原来太阳之表的阳气（有温分肉、充皮肤的卫外功能）为加强与太阴肺呼吸的联系，必然与之形成协调一致的反应机能以完善卫外功能，此其一。另外，陆生以后，干燥的陆上食物也必然促进生物阳明系统的产生与演变，才能适应陆生以后"燥气治之"的环境，即包括消化道、胸、腹在内的阳明系统，在需要耐热、耐干燥的环境下，要产生与完善适应此微生物与理化气候环境的生理与防御功能。这是温病赖以产生的环境对生物阳明系统的主要影响。适者生存，生物的阳明系统在此温热燥的微生物、理化气候环境下，生理功能与防御系统进化完善则适应生存，此其二。陆上环境风雨寒热变异比水中快，生物必须进化其少阳厥阴的气津与营血储调循环系统，此其三。陆生环境对太阳少阴的适外、排泄与生命能量储调影响较少。生物机体如不能适应陆生外环境对这些系统的影响则发病。因此，综合上述几点，陆生环境促成形成的卫气营血系统若失调，就是外感温热病赖以形成的病理生理基础。叶天士说"辨卫气营血与伤寒同"，说明三阴三阳辨证是可以渗入卫气营血辨证的。

脊椎动物的进化还趋向于上下分工，引起了三阴三阳手足之分化，脊椎动物从爬行到直立，又促使人体有上、中、下三焦之分。因此，直立以后人体三焦的津液储调功能不能适应外环境而失调，是湿温病的病理生理基础。人类已进入工业化的社会，环境因污染而有较多的改变，也必然带来新的外感疾病，同时也要求我们进一步去认识这些新疾病的病理生理基础及新的辨证方法。不论这些新外感疾病如何发展，其辨证的方法必然是发展了、丰富了三阴三阳辨证的内容而又受其所归纳。

日本藤田氏提出，《伤寒论》是以感染流感菌、伤寒杆菌等嗜水性强的细菌疾病为主，而《温疫论》分为感染流感菌、麻疹病毒、肺炎菌、结核杆菌等嗜气性强的细菌疾病，以及主要由病毒引起菌血症的出疹性疾患。这种对病因学的见解是有卓识的。因为《伤寒论》及其三阴三阳系统导源于生物从水生伊始，外邪可从皮毛肌表而入。温病主要从口鼻而入，从陆生生物开始。少阳厥阴循环调节系统的产生与完善源于两栖生活，是所谓嗜血性病毒易犯成疾的病理生理基础。藤田氏把嗜气、嗜血、嗜水微生物分类作为气、血、水的病理生理基础，恰能支持我们对外感疾病统一提纲的病理生理基础的认识。大自然依次造就了生物的三阴三阳系统、卫气营血系统与三焦系统，而人类对外感疾病辨证提纲的认识也依次是六经辨证—卫气营血辨证—三焦辨证。人类对自然客体的认识进程与自然客体自身发展的进程竟如此一致，确是应验了先哲黑格尔的名言了。三者结合，恰是全方位的立体三维辨证提纲。

当然，统一寒温辨证提纲未必如此简单，近年来人们在治疗外感病的过程中组方常寒热夹杂。以感冒为例，常既用荆芥防风解毒、祛寒，又用金银花、连翘、板蓝根清里热，即所谓"辨证施治以热，寻病用药以寒"，"寒药治病，热药治证"。这并非辨证不准确，而是现代人外感疾病寒热同感，即上文所述，既有从口鼻吸入温邪的潜因，又有受风邪从肌表侵袭的诱因。治疗时不两相兼顾，疗效就不会理想。

中医外感热病的病因学理论建立在外感六淫之上。时至今日，六淫之间的辨证与论治从理论到实践都没有充分分化而自成体系。由于历史条件的限制，都未把六淫各邪单独致病的辨证论治体系阐明，更未按《内经》的原旨，六淫对三阴三阳各有亲和性，无论从理论与实践，尚无充分的展开。因此，六淫交叉致病，混合辨证论治，准确性受影响。原因是历史上的局限，不具备这种分化工作进行的条件。因此，当代要完成辨证提纲的统一，必然因细目不清而显得困难一些，也只能对此研究从长计议。

目前，国内普遍辨病与辨证结合进行临床研究，假以时日，有大量的大样本外感热病的病例积累后，再进行外感辨证提纲的探讨，可能更切实际。

三、脏腑证治

《内经》详细阐述了藏象经络学说及病因学对脏腑经络的影响与证候，是脏腑辨证的主要的理论基础。汉·张仲景《金匮要略》中首先提出脏腑经络先后病脉证并治及各种以脏腑分类的疾病，如肺痿肺痈咳嗽上气病、胸痹心痛短气病、腹满寒疝宿食病、五脏风寒积聚病及肺胀、心痛、脾约、肝着、肾着、肠痈、转胞等，为后世脏腑辨证奠定基础。后汉·华佗《中藏经》以脉症为中心分述五脏六腑寒热虚实之后，梁·陶弘景《辅行诀》提出了"脏腑用药法要"，唐·孙思邈的《千金要方》更类列脏腑虚实病证数十篇。后来钱乙著《小儿药证直诀》亦以寒热虚实分析了五脏病证。至金·张元素在《医学启源》中也多以脏腑寒热虚实言病机病证，亦引钱氏五脏补泻法：肝，虚以陈皮、生姜之类补之。《经》曰：虚则补其母。水能生木，肾乃肝之母，肾，水也，若补其肾，熟地黄、黄柏是也。如无他证，钱氏地黄丸主之。实则白芍药泻之，如无他证，钱氏泻青丸主之。实则泻其子，心乃肝之子，以甘草泻心。心虚则炒盐实之，虚则补其母，木能生火，肝乃心之母。肝，木也。心，火也。以生姜泻肝。如无他证，钱氏安神丸是也。实则甘草泻之，如无他证，以钱氏方中重则泻心汤，轻则导赤散。脾，虚则甘草大枣之类补之，实则以枳实泻之。如无他证，虚则以钱氏益黄散，实则泻黄散。心乃脾之母，以炒盐补之；肺乃脾之子，以桑白皮泻肺。肺，虚则五味子补之，实则桑白皮泻之。如无他证，实则用钱氏泻白散，虚则用阿胶散。虚则以甘草补土，补其母也；实则泻子，泽泻泻其肾水。肾，虚则熟地黄、黄柏补之，泻以泽泻之咸。肾本无实，本不可泻，钱氏只有补肾地黄丸，无泻肾之药。肺乃肾之母，金生水，补之故也。补则以五味子。以上五脏，《素问·脏气法时论》中备言之。

　　明·孙一奎《医旨绪余》中还提到东垣引经报使药。太阳：羌活、下黄柏；阳明：白芷、升麻、下石膏；少阳：柴胡、下青皮；太阴：白芍药；少阴：知母；厥阴：青皮、柴胡。小肠膀胱属太阳，藁本羌活为本方。三焦胆与肝包络，少阳厥阴柴胡强。阳明大肠兼足胃，葛根白芷升麻当。太阴肺脉中焦起，白芷升麻葱白乡。脾经少与肺经异，升麻芍药白者详。少阴心经独活主，肾经独活加桂良。通经用此药为使，更有何病到膏肓。

　　至近代脏腑辨证治疗已成完整而庞大的体系，基本概括了大内科中的各类疾病，而其纲要实证多是气滞、血瘀、痰湿、痰火、食积，虚证则以气、血、阴、阳为纲。因外感疾病已另有系统，仅肺脏才有部分外感证治。当然，因五脏相关，大内科系统各脏腑兼证常交叉出现。

　　因中医的藏象学说来源于五行象数思维，所以五脏六腑以五脏为中心，而且与解剖实体的五脏并非完全一致。现代对藏象学说的研究很困难，所以仍以五脏之虚证等"证"的研究入手。除了肺脏与实体相似较多外，脾虚证被认为与人体的消化功能、代谢功能及免疫功能相关，肾虚证被认为与人体的丘脑、脑垂体、甲状腺、肾上腺皮质及性激素等内分泌及免疫机能失调相关。

西医辨病，中医辨证，因此中西医结合的临床研究基本以脏腑证治体系为中心，其发展将会更迅猛。但不管怎样进展，研究前人用药方法规律，注意吸收并发展新临床用药方法规律，必能有利于提高临床思维及临床疗效。

四、病因证治

前文的六经证治、卫气营血证治、三焦证治及脏腑证治，都是从人体自身生理功能的系统产生病理变化，而划分不同性质的疾病证治方法纲要。若以致病动因的邪气命名，则是以《内经》对病因病机大量阐述为基础理论的病因辨证，并在后世不断实践中发展成另一证治体系——病因证治体系。

本来，辨证论治的思维方式主要两方面，一是辨证求因，一是审因辨证相互推导。其实同一病因对人体不同脏腑经络或躯体不同器官产生的病证是有相当大的差异的，儿科、妇科、外科、眼科等专科在这方面尤其突出。但在大内科方面，寻找病因病机致病与证的共同性还是最重要的基础。在病因辨证之后是用药对症治疗。历代对中药的分类也在演变中适应临床应用。《神农本草经》分上、中、下三品。李时珍《本草纲目》第二篇是"本草百病主治"，就是为方便临床对病用药。其中首列诸风、痉风、伤寒热病、暑、湿、火热、诸气、痰饮等。现代中药学分类为解表药、寒凉药、温热药、利尿药、祛风药、去瘀药、消食药，能直接对应病因病机症状选用了。

李东垣也提到药类法象。风：升、生，防风、升麻、柴胡、羌活、威灵仙……热：浮、长，黑附子、乌头、干姜、桂枝……湿：化、成，黄芪、人参、当归、半夏、白术、苍术、藿香……燥：降、收，茯苓、猪苓、滑石、瞿麦、犀角、乌梅……寒：沉、藏，大黄、黄柏、黄芩、黄连、龙胆草……上述中药分类均是针对病因用药的一般方法。后世在临床应用过程中，尚有大量的对因对症用药的习惯。明·孙一奎《医旨绪余》中引述用药凡例中说："凡解利伤风，以防风为君，甘草、白术为佐。《经》云：'辛甘发散为阳。'

风宜防风味辛，及治风通用，故防风为君，甘草、白术为佐。凡解利伤寒，以甘草为君，防风、白术为佐，是寒宜甘缓也。或有别证，于前随证治病药内选用，分两以君臣论。凡眼暴发赤肿，以防风、黄芩为君，以泻火；以黄连、当归根和血为佐，兼以各经药用之。凡眼久病昏暗，以熟地黄、当归根为君，以羌活、防风为臣，甘草、甘菊之类为佐。凡痢疾腹痛，以白芍药、甘草为君，当归、白术为佐。见血先后，以三焦热论。凡水泻，以茯苓、白术为君，芍药、甘草为佐。凡诸风，以防风为君，随治病为佐。凡嗽，以五味子为君；有痰者，以半夏为佐；喘者，以阿胶为佐；有热无热，以黄芩为佐，但分两多寡不同耳。凡小便不利，黄柏、知母为君，茯苓、泽泻为佐。凡下焦有湿，龙胆草、防己为君，甘草、黄柏为佐。凡痔漏，以苍术、防风为君，甘草、芍药为佐，详别证加减。凡诸疮，以黄连、当归为君，甘草、黄芩为佐……以上皆用药之大要，更详别证，于前随证治病药内逐旋加减用之。"

"如头痛，须用川芎，如不愈，各加引经药。太阳川芎，阳明白芷，少阳柴胡，太阴苍术，少阴细辛，厥阴吴茱萸。如顶颠痛，须用藁本，去川芎。肢节痛，须用羌活，去风湿亦宜。如腹痛，须用芍药；恶寒而痛，加桂；恶热而痛，加黄柏。如心下痞，须加枳实、黄连。如肌热及去痰者，须用黄芩；肌热亦用黄芪。如腹胀，用姜制厚朴。如虚热，须用黄芪，止虚汗亦用。如胁下痛，往来寒热，日晡潮热，须用柴胡。如脾胃受湿，沉困无力，怠惰好卧，去痰，用白术。如破滞气，用枳壳，高者用之。夫枳壳者，损胸中至高之气，三二服而已。如破滞血，用桃仁、苏木。如补血不足，须用甘草。如去痰，须用半夏。热痰加黄芩；风痰加南星；胸中寒痰痞塞，用陈皮、白术。多用则泻脾胃。如腹中窄狭，须用苍术。如调气，须用木香。如补气，须用人参。如和血，须用当归；凡血受病，皆当用之。如去下焦湿肿及痛，并膀胱火郁者，必须用酒洗防己、龙胆草、黄柏、知母。如去上焦湿及热，须用黄芩，泻肺火故也。如去中焦湿与痛、热，用黄连，能泻心火故也。如去滞气，用青皮，勿多用，多则泻人真气。如渴者，用干葛、茯苓，禁半夏。如嗽，用五味子。如喘者，用阿胶。如宿食不消，须用黄连、枳实。如腹中烦热，须用栀子仁。如水泻，用白术、茯苓、芍药。如气刺痛，用枳壳，看何部分，以引经药导使之行则可。如眼痛不可忍者，用黄连、当归根，以酒浸煎。如小便黄者，用黄柏，数者涩者，或加泽泻。如腹中实热，用大黄、芒硝。如小腹痛，用青皮。如茎中痛，用生甘草梢。如惊悸恍惚，用茯神。如饮水多，致伤脾，用白术、茯苓、猪苓。如胃脘痛，用草豆蔻。"

后世还有攻血积癥瘕类：如三棱、莪术。肉积类：如山楂、阿魏。酒积类：如葛花、葛根、神曲、青蒿。鱼积类：如橄榄、芦根、草果、红曲。气积类：如木香、槟榔。水积类：如黑白丑、泽泻、猪苓。涎积类：如枯矾、礞石、海浮石、皂荚、巴豆。食积类：如砂仁、香附。虫积类：如使君子、雷丸、槟榔等。诸瓜果积：平胃散加健脾消导，倍加肉桂，加麝香尤妙。豆腐积：萝卜子。诸骨鲠喉中：威灵仙、蓬砂。安胎类：桑寄生、续断、杜仲、白术、黄芩、乌骨雌鸡。堕胎类：雄黄、牛膝、桂心、薏苡仁等。难产：槐子、桂心、滑石、贝母、蛇蜕、麻油、龟板、益母草等。通乳类：钟乳石、猪足、王不留行、通草。癫狗毒：斑蝥、沥青。

孙一奎的这些对症用药凡例，不是他的发明，而是前人，尤其是张元素、李东垣等人承传下来的。

从《内经》病机十九条等病因病机的阐述，到金·刘河间《素问玄机病原式》提出的"百病皆生于六气"，张元素、李东垣的用药法象，乃至明·孙一奎等后世大量的经验总结，直至现代中西医结合从药理作用等方面提出新的对症用药的经验，病因证治实际上也在不断发展完善，没有终点，这就是以致病动因之邪辨证的体系。

在现代研究中，日本藤田氏提出把嗜气、嗜血、嗜水微生物作为气、血、水病理基础是值得关注的。他说外感伤寒是以流感菌、伤寒杆菌等嗜水性强的细菌性疾病为主体。而瘟疫则分为以流感菌、麻疹病毒、肺炎菌、结核杆菌等嗜气性强的细菌性疾病，以及主要由病毒引起菌血症的出疹性疾患。这种对病因学的见解是有卓识的。

笔者学长魏甫肾《推演伤寒论》对外感病因学颇有卓识，认为一是坚持《内经》六因平列之旨，二是明确提出六因有气与邪之分。气是指物理因子，邪指各种致病微生物，均对我们有所启发。回顾病因证治体系的发展，自《内经》提出六淫并列后，因史上陷于广义伤寒与狭义伤寒之争，一直未能把外邪分化研究，乃至明·吴又可著成《温疫论》、张凤逵著成《伤暑全书》，距张仲景竟1400年。之后温病学派的暑温、湿温等崛起，外感热病学说才有更大的分化。客观说明了历史上科技条件限制了对外邪六淫分化认识的深入。在内邪方面，人的气滞、血瘀、痰湿、痰火、食滞等本是人体气血功能障碍的病理产物，同时又成了致病因素，这是中医病因病机学的一大特点。从前文的病因证治中我们可以看到，中医对病因直接用药、对病对证直接用药的实践一直没有停止过，并在实践中不断有所发现、有所发展。现代以药理学实验的结果指导临床用药是时代的新特点，可以参考。以现代的科技条件按六淫的理化环境来研究微生物环境对人体的侵害，是一个新的思路。

五、小结

历史上六经证治、脏腑证治、病因证治、卫气营血证治及三焦证治的先后形成、发展完善，相互联系交织成辨证论治的基本体系与架构。过去称其为辨证提纲并不十分妥帖。六经证治一开始就以分病辨证、方证相对形式出现。《内经》的十三方都直接证方对应、病方对应。只有八纲辨证才是提纲，因为它只有教学意义，没有直接治疗意义。回顾上述各种证治思维模式，张仲景的《伤寒论》是分六病辨证，《金匮要略》的杂病是分病辨证，后世沿袭的脏腑辨证均是分病辨证，病因证治是病药相对、证药相对。卫气营血辨证是明确治温病之下的卫分、气分、营分、血分各期，再辨证下药。三焦辨证是上、中、下躯体不同位置内的脏腑作分型分期辨治。不同的温病，有不同的适应面而已。综合上述历史架构，中医辨治思维是分病审因辨证选方用药的综合思维过程，但也不乏病方相对、证方相对、药症相对、因药相对的直接应用，或复合应用。另一方面，目前《中医实用内科学》以外感病证与五脏病证、气血津液病证、经络肢体病证、虫病、瘤证作为分类大纲。实际上中医对病的分类仍以主要症状作病名，如咳嗽、疟疾、厥脱、出血等，或以病因病机作病名，如伤寒、中风、中暑、痧症、中毒、痰饮、瘀证、郁证、积聚等。

现代提出的辨证论治，已被中医词典解释为理、法、方、药运用于临床中，即通过四诊、八纲、脏腑、病因病机等中医基础理论对病人的症状、体征进行综合分析，辨证为何种证候，称辨证，再定出治疗措施。其实辨证的核心，就是寻找出疾病的病因病机。病起有因，消除病因就除病。不能寻找消除病因，就只能是在发病进程中分析病机，就是治证。疾病有时病因病机一时不清，也可以对症治疗，就是治症。人类疾病有简单的功能障碍的，有异常与复杂因素交织着的迅速变化的急性病，也有证情较固定不变的痼疾。

这时，消除病因，就能治病。病情变化迅速的急性病往往主要治"证"，即解决各个发展阶段的主要矛盾。这就是病机，这时辨证（机）、对症等手段方法都必须兼顾，不能一概而论了。因此，我甚同意清·钱乐天《医学传心录·病因赋》中说："夫百病之生也，各有其因，因有所感则显其症。症者病之标，因者病之本。故《内经》有曰：'知标知本，万举万当，不知标本，是谓妄行。'"这就基本概括了因、症、病三者的关系。

方药中教授的《辨证论治研究七讲》中以《内经》为出发点，结合后世发展，提出辨证论治七步议。第一步脏腑经络定位；第二步阴阳气血、表里虚实、风、火、湿、燥、寒、毒定性；第三步定位与定性合参；第四步必先五胜；第五步各司其属；第六步治病求本；第七步发于机先。这些总结系统、完整而且周密，只是在实际临床应用过程中，有可能顾此失彼，难得其全。笔者的体会是临床应诊按《内经》所说"必伏其所主，而先其所因"，全力抓住病人当前的主要症状，分析其病因病机，予以治疗解决，即"抓主症""辨主证""对应方药"，这是临床最常用的思维方式。当然，标本缓急有"间者并行，甚者独行"的问题，但若不明主证，辨证便容易陷入茫然状态。

第四节　古代分科临床思维特色

一、外科

《医宗金鉴·外科心法要诀》选读

痈疽总论歌

痈疽原是火毒生，经络阻隔气血凝，外因六淫八风感，内因六欲共七情，饮食起居不内外，负挑跌仆损身形，膏粱之变营卫过，藜藿之亏气血穷。疽由筋骨阴分发，肉脉阳分发曰痈，疡起皮里肉之外，疮发皮肤疖通名。阳盛焮肿赤痛易，阴盛色黯陷不疼，半阴半阳不高肿，微痛微焮不甚红。五善为顺七恶逆，见三见四死生明，临证色脉须详察，取法温凉补汗攻，善治伤寒杂证易，能疗痈疽肿毒精。

【注】《经》云：诸痛痒疮疡，皆属心火。故曰痈疽原是火毒生也。痈疽皆因荣卫不足，气血凝结，经络阻隔而生。故曰经络阻隔气血凝也。其因有三：外因、内因、不内外因也。外因者，由于春之风、夏之热暑、长夏之湿、秋之燥、冬之寒也。当其时而至，则为正气；非其时而至，或过盛，则为淫邪。凡此六淫为病，皆属外因。亦有因于八风相感，如冬至日，正北大刚风；立春日，东北凶风；春分日，正东婴儿风；立夏日，东南弱风；夏至日，正南大弱风；立秋日，西南谋风；秋分日，正西刚风；立冬日，西北折风。应时而至，主生养万物；不应时而至，主杀害万物。若人感受，内生重病，外生痈肿。凡此八风为病，亦属外因。故曰外因六淫八风感也。内因者，起于耳听淫声，眼观邪色，鼻闻过臭，舌贪滋味，心思过度，意念妄生，皆损人神气，凡此六欲为病，皆属内因。又有喜过伤心，怒过伤肝，思过伤脾，悲过伤肺，恐过伤肾，忧久则气结，卒惊则气缩。凡此七情为病，亦属内因。故曰内因六欲共七情也。不内外因者，由于饮食不节，起居不慎。过饮醇酒，则生火，消灼阴液；过饮茶水，则生湿停饮；过食五辛，则损气血；伤饥失饱，则伤脾胃，凡此皆饮之致病也。昼日过劳，挑轻负重，跌仆闪坠等类，损其身形；夜不静息，强力入房，劳伤精气，凡此皆起居之致病也。其起于膏粱厚味者，多令人荣卫不从，火毒内结；起于藜藿薄食者，多令人胃气不充，气血亏少，凡此亦属不内外因也。人之身体，计有五层：皮、脉、肉、筋、骨也。发于筋骨间者，名疽，属阴；发于肉脉之间者，名痈，属阳；发于皮里肉外者，名曰疡毒；只发于皮肤之上者，名曰疮疖。凡痈疽阳盛者，初起掀肿，色赤疼痛，则易溃易敛，顺而易治，以其为阳证也。阴盛者，初起色黯不红，塌陷不肿，木硬不疼，则难溃难敛，逆而难治，以其为阴证也。半阴半阳者，漫肿不高，微痛不甚，微焮不热，色不甚红，此证属险。若能随证施治，不失其宜，则转险为顺，否则逆矣。五善者，五善之证也，诸疮见之为顺，则易治。七恶者，七恶之证也，诸疮见之为逆，则难治。凡患痈疽者，五善为顺，七恶为逆。见三善者，则必生；见四恶者，则必死也。医者于临证之时，须详察色脉，宜温者温之，宜凉者凉之，宜补者补之，宜汗者汗之，宜攻者攻之，庶有济也。然外证痈疽，犹如内证伤寒。善治伤寒，则杂病无不易治；能疗痈疽，则诸疮无不精妙。盖以能辨表里、阴阳、虚实、

明中医之桥
——临床思维源流学说

寒热也。

痈疽阳证歌

阳证初起焮赤痛，根束盘清肿如弓，七日或疼时或止，二七疮内渐生脓。痛随脓减精神爽，腐脱生新气血充，嫩肉如珠颜色美，更兼鲜润若榴红。自然七恶全无犯，应当五善喜俱逢，须知此属纯阳证，医药调和自有功。

【注】凡痈疽补起者焮赤痛，根束者，晕不散也；盘清者，不漫肿者也；肿如弓者，高肿者。此皆属阳之证。故溃脓脱腐，生新收口，俱见易也。

痈疽阴证歌

阴证初起如粟大，不红不肿疙瘩僵，木硬不痛不焮热，疮根平大黯无光。七朝之后不溃腐，陷软无脓结空仓，疮上生衣如脱甲，孔中结子似含芳。紫黑脓稀多臭秽，若见七恶定知亡，须知此属纯阴证，虽有岐黄命不长。

【注】凡痈疽初起，如粟米大之疙瘩，不红不肿，不焮热，木硬不痛，疮根散漫，色黯无光者，此属阴之证，故不溃腐，空仓无脓，生衣如甲叶不脱，孔中结子、如花含子，紫黑脓清臭秽俱，难愈也。

痈疽总论治法歌

痈疽疮疡初如粟，麻痒焮痛即大毒。不论阴阳灸最宜，灸后汤洗膏固护，内用疏解与宜通，外宜敷药四围束。轻证神灯照三枝，平塌须急补不足，高肿不可过于攻，内热毒盛须消毒。二便秘结宜通利，脏腑宜通方为福，十日以后疮尚坚，铍针点破最宜先，半月之后脓若少，药筒拔提脓要粘。疮已溃烂腐不脱，当腐剪破开其窍，能令脓管得通流，自然疮头无闭塞。频将汤洗忌风吹，去腐须当上灵药，生肌散用将敛时，保养须勤毋怠惰。切忌脓出投寒凉，冬宜温室夏明窗，肌肉长平将疮敛，谨慎调理更加详，新肉如珠皮不敛，若失保养命多亡。

【注】痈疽疮疡初起如粟，若麻痒焮痛者，即毒甚也。七日以前，形势未成，不论阴阳，俱先当灸之。轻者使毒气随火而散，重者拔引郁毒通彻内处，实良法也。灸完即用汤洗之法，洗完用太乙膏贴于疮顶上，预防风袭；

内服疏解宣通之剂，如神授卫生汤、内疏黄连汤、蟾酥丸之类；外围敷药，如冲和膏、玉龙膏之类，四围束之。轻症以神灯照之，每用三枝。如形势已成，当因证施治。平塌者宜投补剂，以益其不足，使毒外出，高肿者不可过于攻伐，以伤元气，致难溃敛；内热盛者，须佐消毒之剂，以防毒炽；二便秘结者，急用通利之方，使脏腑宣通，方为佳兆。如十日之后，疮尚坚硬，必须用铍针，当头点破；半月之后，脓尚少者，急用药筒拔法拔之，脓血脱贫粘者为顺，紫血稀水者为逆；过二十一日，纵有稀脓，亦难治矣！若已溃之后，腐仍不脱，者塞疮口者，用剪刀当头剪开寸余，使脓管通流，自然疮不闭塞。拔脓剪腐已完，用方盘一个，疮下放定，将猪蹄汤以软帛淋洗疮上，并入孔内，轻手擦净内脓，庶败腐宿脓，随汤而出，以净为度。再以软帛叠成七八重，勿令太干，带汤乘热，复于疮上，两手轻按片时，帛温再换。如此洗按四五次，血气疏通，患者自然爽快。每日如是洗之，谨避风寒。腐肉处以黄灵药掺之，候腐肉脱尽，已见红肉时，洗后随用抿脚挑玉红膏于手心上，捺化搽涂疮口内，外用太乙膏盖之。不数日新肉顿生，疮势将敛，以生肌散或珍珠散撒之。保养谨慎，不可怠缓。脓出后切忌投以寒凉之药，患者冬宜温室，防其寒也。夏宜明窗，避风暑也。肌肉长平，疮敛时尤加小心，谨慎调理。即使新肉如珠，皮口将敛，若调理疏忽，失于保养，恐致虚脱暴变，命必危亡矣！

内消治法歌

内消表散有奇功，脉证俱实用最灵，脉证俱虚宜兼补，发渴便秘贵疏通。清热解毒活气血，更看部位属何经，主治随加引经药，毒消肌肉自然平。

【注】经云：发表不远热。又云：汗之则疮已。故曰：内消表散有奇功也。惟脉证俱实者斯可用之。若脉证俱虚，便乘兼补，发渴便秘，须急疏行，不可概施表散之剂也。痈疽皆因气血凝结，火毒太盛所致。故以清热解毒，活气血为主。更宜详看部位，属何经络，即用引经之药以治之，则肿痛自消，肌肉自平矣。

内托治法歌

已成不起更无脓，坚硬不赤或不疼，脓少清稀口不敛，大补气血调卫荣。佐以祛毒行滞品，寒加温热御寒风，肿消脓出腐肉脱，新生口敛内托功。

【注】凡疮肿已成，不能突起，亦难溃脓，或坚肿不赤而疼，或不疼，脓少清稀，疮口不合，皆气血虚也。宜以大补气血，高和荣卫为君，祛毒为佐，加以辛香，行其郁滞，加以温热，御其风寒，候脓出肿消，腐肉尽去，气血充足，新肉自然生矣。

肿疡主治类方

仙方活命饮 此方治一切痈疽，不论阴阳疮毒，未成者即消，已成者即溃，化脓生肌，散瘀消肿，乃疮痈之圣药，诚外科之首方也，故名之曰仙方活命饮。

穿山甲（炒）三大片，皂刺五分，归尾一钱五分，甘草节一钱，金银花二钱，赤芍药五分，乳香五分，没药五分，花粉一钱，防风七分，贝母一钱，白芷一钱，陈皮一钱五分。

上十三味，好酒煎服，恣饮尽醉。

【方歌】仙方活命饮平剂，疮毒痈疽俱可医，未成即消疼肿去，已成脓化立生肌。穿山皂刺当归尾，草节金银赤芍宜，乳没天花防贝芷，陈皮好酒共煎之。

内消散 此方治痈疽发背，对口疔疮，乳痈，无名肿毒，一切恶疮。能令痈肿内消，歙毒内化，尿色赤污，从小便而出。势大者，虽不全消，亦可转重为轻，移深居浅。

知母一钱，贝母一钱，花粉一钱，乳香一钱，半夏（制）一钱，白及一钱，穿山甲一钱，皂刺一钱，银花一钱。

上九味，水、酒各一碗，煎八分，随病上下，食前后服之。留药渣捣烂，加秋芙蓉叶一两，研为细末；再加白蜜五匙，用渣调敷疮上。一宿即消，重者再用一服。

【方歌】内消散用化诸毒，毒化从尿色变行，知贝天花乳夏及，穿山角刺共金银。药渣捣和芙蓉叶，白蜜调敷毒即平。

透脓散 此方治痈疽诸毒，内脓已成，不穿破者，服之即溃破毒出。

生黄芪四钱，穿山甲一钱，川芎三钱，当归二钱，皂角刺一钱五分。

上五味，水三盅，煎一盅。疮在上，先饮酒一杯，后服药；疮在下，先服药，后饮酒一杯。

【方歌】透脓散治脓已成，不能溃破剂之平，用此可代针针毒，角刺归芪山甲芎。

托里消毒散 此方治痈疽已成，内溃迟滞者，因血气不足，不能助其腐化也。宜服此药托之，令其速溃，则腐肉易脱，而新肉自生矣。

皂角刺五分，银花一钱，甘草五分，桔梗五分，白芷五分，川芎一钱，生黄芪一钱，当归一钱，白芍一钱，白术一钱，人参一钱，茯苓一钱。

上十二味，水二盅，煎八分，食远服。

【方歌】托里消毒助气血，补正脱腐肌易生，皂角银花甘桔芷，芎芪归芍术参苓。

保安万灵丹 此方治痈疽疔毒，对口发颐，风寒湿痹，湿痰流注，附骨阴疽，鹤膝风，及左瘫右痪，口眼㖞斜，半身不遂，血气凝滞，遍身走痛，步履艰辛，偏坠疝气，偏正头痛，破伤风牙关紧闭，截解风寒，无不应效。

茅山苍术八两，麻黄、羌活、荆芥、防风、细辛、川乌（汤泡，去皮）、草乌（汤泡，去皮）、川芎、石斛、全蝎、当归、甘草、天麻、何首乌各一两，雄黄六钱。

上十六味为细末，炼蜜为丸，重三钱，朱砂为衣，瓷罐收贮。视年岁老壮，病势缓急，斟酌用之。如恶疮初起二三日间，或痈疽已成至十日前后，未出脓者，状若伤寒，头痛烦渴，拘急恶寒，肢体疼痛，恶心呕吐，四肢沉重，恍惚闷乱，皮肤壮热，及伤寒四时感冒，传变疫证，恶寒身热，俱宜服之。用葱白九枝，煎汤调服一丸，盖被出汗为效。如汗迟以葱汤催之，其汗必出，如淋如洗，令其自收，不可露风，患者自快，疮未成者即消，已成者即高肿溃脓。如病无表里相兼，不必发散，只用热酒化服。

按：此方原载诸风瘫痪门中，今移录于此者，盖疮疡皆起于营卫不调，气血凝滞，始生痈肿。此药专能发散，又能顺气搜风，通行经络，所谓结者开之也。经云：汗之则疮已，正与此相合也。服后当避风，忌冷物戒房事，如妇人有孕者勿服。

【方歌】万灵丹治诸痹病，此药犹能治肿疡，发表毒邪从汗解，通行经络效非常。麻黄羌活荆防细，川草乌芎石斛苍，全蝎当归甘草等，天麻何首共雄黄。

如意金黄散 此散治痈疽发背，诸般疔肿，跌仆损伤，湿痰流毒，大头时肿，漆疮火丹，风热天泡，肌肤赤肿，干湿脚气，妇女乳痈，小儿丹毒，凡一切诸般顽恶热疮，无不应效，诚疮科之要药也。

南星，陈皮，苍术各二斤，黄柏五斤，姜黄五斤，甘草二斤，白芷五斤，上白天花粉十斤，厚朴二斤，大黄五斤。

上十味共为㕮咀片，晒干磨三次，用细绢罗筛，贮瓷罐，勿泄气。凡遇红赤肿痛，发热未成脓者，及夏月时，俱用茶清同蜜调敷。如欲作脓者，用葱汤同蜜调敷。如漫肿无头，皮色不变，湿痰流毒，附骨痈疽，鹤膝风等证，俱用葱酒煎调敷。如风热所生，皮肤亢热，色亮游走不定，俱用蜜水调敷。如天泡火丹，赤游丹，黄水漆疮，恶血攻注等证，俱用大葱根叶捣汁调敷，加蜜亦可。汤泼火烧，皮肤破烂，麻油调敷。已上诸引调法，乃别寒热温凉之治法也。

【方歌】如意金黄敷阳毒，止痛水消肿实良方，南陈苍柏姜黄草，白芷天花朴大黄。

洗涤类方

葱归溻肿汤 此汤治痈疽疮疡，初肿将溃之时，用此汤洗之，以疮内热痒为度。

独活三钱，白芷三钱，葱头七个，当归三钱，甘草三钱。

上五味，以水三大碗，煎至汤醇，滤去渣。以绢帛醮汤热洗，如温再易之。

【方歌】葱归溻肿洗诸毒，初起将溃用之宜，洗至热痒斯为度，独芷葱归甘草俱。

膏药类方

万应膏 此膏治一切痈疽发背，对口诸疮，痰核流注等毒，贴之甚效。

川乌，草乌，生地黄，白敛，白及，象皮，官桂，白芷，当归，赤芍，羌活，苦参，土木鳖，穿山甲，乌药，甘草，独活，玄参，定粉，大黄（各五钱）。

上十九味，定粉在外，用净香油五斤，将药浸入油内。春五夏三，秋七冬十，候日数已足，入洁净大锅内，慢火熬至药枯，浮起为度。住火片时，用布袋滤去渣，将油称准，每油一斤，对定粉半斤，用桃、柳枝不时搅之，以黑如漆，亮如镜为度，滴入水内成珠，薄纸摊贴。

【方歌】万应膏用贴诸毒，发背痈疽对口疮，川草乌同地鼓及，象皮桂芷芍归芜，苦参木鳖穿乌药，甘独元参定粉黄。

麻药类方

琼酥散　此散治一切肿毒等疮，服之开针不痛。

蟾酥一钱，半夏六分，闹羊花六分，胡椒一钱八分，川椒一钱八分，荜茇一钱，川乌一钱八分。

上廿味，共为细末，每服半分，黄酒调服。如欲大开，加白酒药一丸。

【方歌】琼酥散是麻人药，开针不痛用蟾酥，荜茇闹羊生半夏，胡椒川椒与川乌。

祛腐类方

头部：侵脑疽

侵脑疽生透脑旁，湿火攻发属太阳，穴名五处知其位，红顺紫逆要审详。

【注】此疽生于透脑疽侧下，由太阳膀胱经湿火而成，穴名五处。红肿高起，焮热疼痛，脓色如苍蜡者，属气血俱实，顺而易治；若紫陷无脓，根脚散大者，属气血两虚，逆而难治。初起宜服荆防败毒散汗之，次服内疏黄连汤下之，将溃服托里透脓汤，已溃服托里排脓汤，外贴琥珀膏，围敷冲和膏。其余内入治法，俱按痈疽溃疡门。

托里透脓汤

人参、白术（土炒）、穿山甲（炒研）、白芷各一钱，升麻、甘草节各五分，当归二钱，生黄芪三钱，皂角刺一钱五分，青皮（炒）五分。

水三盅，煎一盅。病在上部，先饮煮酒一盅，后热服此药；病在下部，先服药后饮酒；疮在中部，药内兑酒半盅，热服。

【方歌】托里透脓治痈疽，已成未溃服之宜，参术甲芷升麻草，当归黄芪刺青皮。

膝部：鹤膝风

鹤膝风肿生于膝，上下枯细三阴虚，风寒湿邪乘虚入，痛寒挛风筋缓湿。

【注】此证一名游膝风，一名鼓槌风，痢后得者为痢风。单生者轻，双生者最重。因循日久，膝肿粗大，上下股胫枯细。同足三阴经虚，风、寒、湿邪乘虚而入，为是病也。膝内隐痛寒胜也，筋急而挛风胜也，筋缓无力湿胜也。初肿如绵，皮色不变，亦无焮热，疼痛日增，无论单双，俱宜服五积散汗之；次服万灵丹温散之，外敷回阳玉龙膏；常服换骨丹或蜱祁丸，以驱其邪。若日久不消，势欲溃者，宜服独活寄生汤，或大防风汤补而温之，痛甚加乳香。溃后时出白浆，浮皮虽腐，肿痛仍前，不可用蚀药，只宜芙蓉叶、菊花叶各五钱，研末，大麦米饭拌均贴之，亦可止疼。或用豆腐渣蒸热捏作饼，贴切亦可。此证系外证中之败证也，收功甚难。

换骨丹

苍术四两，枸杞二两五钱，茄根（洗）二两，当归、牛膝、败龟板、防风、秦艽、独活、萆薢、羌活、蚕砂、松节、虎骨（酥炙）各一两。

共用酒浸，晒干，研为细末，酒糊为丸，如梧桐子大。每服三钱，食前白滚水送下。

【方歌】换骨丹归膝枸苍，龟板风艽独薢羌，蚕沙松节茄根虎，鹤膝风生服最良。

发无定处：大麻风

麻风总属毒疠成，其因有三五损风，五死证见真恶候，初病能守或可生。

神应消风散

全蝎、白芷、人参各一两。

上研细末，每用二钱，勿食晚饭，次日空心温酒调服，觉身微躁为效。

【方歌】神应消风散疠风，身麻白屑起斑红，蝎芷人参各一两，空心酒服麻木平。

磨风丸

豨莶草、牛蒡子（炒）、麻黄、苍耳草、细辛、川芎、当归、荆芥、蔓荆子、防风、车前子、威灵仙、天麻、何首乌、羌活、独活各一两。

共为细末，酒打面糊为丸，如梧桐大。每服六七十丸，温酒达下，日用二服。

【方歌】磨风丸菱蒡麻黄，苍细芎归荆蔓防，车威天麻何羌独，追风服后用此方。

二、妇科

(一)《女科要旨》选读

眼目

眼科书分为七十二症。类皆不切之陈言。各家从而敷衍之。陈陈相因。曷其有极乎？所以有目不医不盲之诮也。而妇人眼病，与男子颇殊。当以补养肾水。以济冲任胞门血海之血。以目得血而能视也。又肝开窍于目。妇子善怀。每多忧郁。五郁皆属于肝。又当以疏肝解郁之药佐之。余新定二方。面面周到。

新定开瞽神方

充蔚子（隔纸烘）、玄参（酒浸）各八两，香附（为末，以人乳拌五次）、柴胡（酒拌烘）各四两，泽泻（酒拌烘）、防风（黄芪汁拌）、白菊花各三两。上为末。炼蜜为丸。如梧桐子大。每服三钱。菊花汤送下。

又附方 枸杞子一斤（去蒂，并干燥者不用），取羊胆十个（泻汁），用冬蜜十两、山泉一斤搅匀，将枸杞浸一宿，蒸半炷香，晒干，又浸又蒸，以汁干为度。收藏密贮，勿泄气。每早晚各吞三钱，以桑叶汤送下。

按：抓住"女子善怀，每多忧郁"的生理特点，在疏肝的同时结合眼科用药特点，治疗女子眼科病：用香附、柴胡、防风疏肝郁，用茺蔚子、白菊花清肝活血明目，用泽泻、玄参调肝阴，是治疗肝郁目不明的心得所在。

瘰疬

瘰疬者，颈上项侧结聚成核，累累相连，或生于胸胁之间。重者形如马刀，更重者聚成一片。坚硬如铁，俗名铁板疬，必死。凡疬多起于耳之前后，乃少阴之部位也。女子善怀，每多忧郁，宜逍遥散。加贝母、夏枯草、牡蛎、瓜蒌子、青皮之类常服，虚者加味归脾汤最妙。必须灸肩髃二穴，曲池二穴，命门一穴，气海一穴，足三里二穴，方能除根。又取大虾蟆一个，去肠洗净，复于病上。以艾如大豆样，灸虾蟆皮上。至热气透病。再灸别处。如虾蟆皮焦。移易灸之。三五日灸一次。重者三次可愈。服消病汤：瓜蒌一个（捣），甘草汁三钱，皂角一片（去弦子），大黄三钱，五味子一岁一粒，水煎服，下秽物愈。未下再服。常服丸方：玄参（蒸）、牡蛎（醋煮）、川贝母各半斤为末，以夏枯草二斤，长流水熬膏半碗，入熟蜜为丸，如梧桐子大，每服三钱，一日两服，开水送下。此症忌刀针及敷溃烂之药。有丹方用羚羊角，以磁片刮下为末、或用旧明角琉璃刮下为末尤良。每斤入贝母四两，全蝎三两，蜜丸。空腹服三钱。外用皂角肉入鲫鱼腹中，煅灰存性，蜜和醋调涂，无不应效。

（二）《傅青主女科》选读

补编

产后大便不通

用生化汤内减黑姜加麻仁；胀满，加陈皮；血块痛，加肉桂、延胡索。如燥结十日以上，肛门必有燥粪，用蜜枣导之。

炼蜜枣法

用好蜜二三两，火炼滚，至茶褐色，先用湿桌，倾蜜在桌上，用手作如枣样，插肛门，待欲大便，去蜜枣，方便。

又方，用麻油，口含竹管入肛门内，吹油四五口，腹内粪和即通；或猪胆亦可。

治产后鸡爪风

桑柴灰（存性）三钱，鱼胶（炒）三钱，手指甲（炒）十二个。

共为末，黄酒送下，取汗即愈。

保产无忧散

当归（酒洗）钱半，炒黑芥穗八分，川芎钱半，艾叶（炒）七分，面炒枳壳六分，炙黄芪八分，菟丝子（酒炒）钱四分，厚朴（姜炒）七分，羌活五分，甘草五分，川贝母（去心）一钱，白芍（酒炒）钱二分，姜三片，温服。

上方保胎，每月三五服，临产热服，催生如神。

治遍体浮肿

是脾虚水溢之过。凡浮肿者可通用，俱神效。

缩砂仁四两，莱菔子二两四钱，研末，水浸浓取汁，浸砂仁，候汁尽，晒干，研极细末，每服一钱，渐加至二钱为度，淡姜汤送下。

保产神效方 未产能安，临产能催，偶伤胎气，腰疼腹痛，甚至见红不止，势欲小产，危急之际，一服即愈，再服全安。临产时交骨不开，横生逆下，或子死腹中，命在垂危，服之奇效。

全当归（酒洗）一钱五分，紫厚朴（姜汁炒）七分，真川芎一钱五分，菟丝子（酒泡）一钱五分，川贝母（去心，净煎好方和入）二钱，枳壳（面炒）六分，川羌活六分，荆芥穗八分，黄芪（蜜炙）八分，蕲艾（醋炒）五分，炙甘草五分，白芍（酒炒）一钱二分、冬用二钱，生姜三片，水二盅，煎八分，渣水一盅煎八分，产前空心预服二剂，临产随时热服。

按：对于辨治妇科疾病，掌握特定生理与发病机制，可减少临床辨证思维弯路。

另外，产后常用生化汤，但大便不通也用此方加减则少有人知。用全当归、川芎、桃仁活血气，能调整产后体质。

又如用保产无忧散进行孕妇保健，通过特殊生理阶段体质特点作病机证方的方向判断，也是一种临床思维方法。

（三）《萧山竹林寺妇科秘方考》选读

宋敕萧山竹林寺妇科秘制太和丸

专治妇女信水不准，经行腹痛，腰酸带下，骨节疼痛，胸闷食少，停经化胀，脾虚泄泻，气血两亏，积年不孕，服之无不神效。

秘制太和丸

制香附、制苍术、广藿香、净防风、嫩前胡、紫苏叶、薄荷叶、川厚朴、草果仁、姜半夏、台乌药、广陈皮、焦麦芽、春砂壳、炒枳壳、焦山楂各四两、白蔻米、广木香、茯苓、川芎、羌活、白芷、粉甘草各三两，研末和匀，以面糊为丸，如弹子大，每服一丸，一日可服二三次，温开水化服。

按： 太和丸之方，各刻本、抄本俱失载。方中纯用气分药，有健脾、消积、化痰、行气功效，故能通治月经不调及杂症。

三、儿科

（一）《颅囟经》选读

侧柏散 治孩儿风热。

侧柏、郁金、天麻（酒浸一宿）、干蝎、天南星、地黄（去土）、子芩、大黄各半两。

上为末。治风及惊。温酒下。退热。每夜热水下半钱。

柴胡饮子 治小儿行迟，小儿自小伤抱，脚纤细无力，行止不得，或骨热疳痨，肌肉消瘦。

柴胡，鳖甲（米醋涂炙），知母，桔梗，枳壳（麸炒去瓣），玄参，升麻。

上药等分并细剉。每日煎时，三岁以下取药半两，水五合，煎二合去滓，分两服，空心，食前后各一服。忌毒物。饮后用澡浴方。

按： 此书是我国第一部儿科学专著。其中侧柏散中多用清热凉血祛风痰之药，治疗小儿风热、惊风，用散剂，以散者散也，便于应用时快捷，并借热酒行散退热，可见古代医家早已发现儿科体质特点有别于成年人。又如用柴胡饮子治小儿行迟，认为病因自小伤抱或骨热疳痨。用柴胡、升麻升发阳气除邪，鳖甲、知母平肝散积热，桔梗、枳壳升肺胃降气机，玄参护阴。疳痨热积致行迟从肝胃论治，启发颇深。

（二）《万氏秘传片玉心书》选读

小儿总治法

面赤发热服凉惊，黄白发热用胃苓。身热便闭三黄下，瘦弱发热集圣灵。变蒸发热用拿法，惊风导赤吞泄青。泄泻胃苓用一粒，热泄玉露散同行。寒泄理中丸可服，泄渴白术散生津。痢疾保和同香连，疟疾养脾疟自平；咳嗽玉液降痰气，浮肿胃苓引灯心。疮疥胡麻丸最好，养脾最是保孩婴。蛔虫寸白用集圣，临时用药细叮咛。

按：小儿发热难问病因。发热的诊治需从望诊中推断：面赤者平肝凉热，面黄白用胃苓汤和胃；便闭发热用通下；瘦弱者调脾胃；惊风用导赤散之类。而生理发育过程的变蒸发热，用推拿即可徐徐退去。以上临床思维方法是从小儿生理特点出发，将常见方证与五脏辨证挂钩，这是经验之法。

小儿变蒸

小儿初生多变蒸，三十二日细推论。如蚕之眠添智慧，遍身发热不惺惺。变蒸休用药，三日自然安；外感惺惺散，伤食保和丸。

惺惺散内用人参，甘桔川芎白茯苓，细辛少许天花粉，防风白术九味行。

五脏外症

肝主风兮目直视，闷乱叫哭不安宁。心主热兮不得眠，惊悸饮水口舌干。脾主困兮多好睡，吐泄瘦弱病成疳。肺主气兮多咳嗽，皮干发枯喘绵绵。肾主虚兮胎气弱，小儿肾弱养应难。

疥疮

遍身疥疮是何因，血热由来胎毒成。痛痒不安多夜哭，切莫入腹命归冥。疥疮不宜搽，胡麻丸最佳。入腹宜解毒，惊来莫治他。

杂症

小儿吃泥土，脾热用泻黄，集圣相间服，疳成不可当。
小儿合面睡，原来热在心。只用导赤散，泻心与凉惊。
小儿多白尿，落地如米泔。胃苓盐汤送，数服解忧煎。
小儿大便清，邪热在肝经。只用泻青丸，此法效如神。
小儿粪焦黄，邪热在脾乡。谁知泻黄散，端的是奇方。

按：此为小儿的五脏望闻诊辨与对应用方的概况，临床思维由此而简化。

四、眼科

《一草亭目科全书·异授眼科》选读

外障治法

世谓眼病属火，然非外受风邪，眼必不病。因腠理为风邪所束，内火不得外泄，夹肝木而上奔眼窍，血随火行，故患赤眼。及时调治，自获痊愈。倘日久不治，及治而无效，为粗工所误，遂成外障等症。外障者，风凝热积血滞也。法当除风散热，活血明目。须用加减金液汤主之，外点玉华丹自愈。如患翳膜遮睛者，用仙传紫金膏点之，虎膏能开翳，或武当、人龙、此君亦妙。

金液汤 治外障等症。

软柴胡一钱，白桔梗八分，直防风一钱，川独活三分，京芍药一钱，肥知母五分，荆芥穗五分，苏薄荷六分，蔓荆子（炒研）七分，北柴胡（炒）一钱，片黄芩（炒）五分。

㕮咀片水煎热服。如受风寒重者，初二剂加羌活五分、小川芎二分、白芷梢二分，后服仍去。如泪多者，加北细辛二分、家园菊五分。如肿胀者，加葶苈子三分。如痛甚者，加厚黄柏三分。如红甚者，加连翘三分、桑白皮四分、牡丹皮六分、红花三分。如翳膜者，加木贼四分、白蒺藜八分。如翳障胬肉者，加石决明（煅）一钱。如昏瞀者，加密蒙花八分、家白菊五分。如大眦红者，加栀仁（炒黑）七分。如小眦红者，加酸枣仁（炒）一钱、远志肉（甘草煎水浸软，去骨炒）一钱、麦冬（去心）一钱、家白菊三分、生地黄一钱、当归尾三分、熟地黄一钱。如初发赤眼，服药六七剂可愈，且无后患。（外点药）如屡发者，风邪积热，入在经络，遇寒即发，服金液汤十余剂后，或作散，或作丸服，调理三十四日，外用玉华丹点一次，即愈。如体虚者，须加减地黄丸，空心服，饭后用金液散，此法最妙。如服金液汤，须饭后热服，每日止服一剂，不可骤进，恐伤胃气。服至六七日，自愈。如外障等症，多是有余，不可妄投补剂，恐助邪，为害不浅。如内热甚者，大便闭结兼以体旺年少之人，加大黄一二钱，通后除去。此病北京最多，汤用五龙。

内障治法

内障受病，多因瞳神不红不肿。人不经意，日久不治，便成痼疾。瞳神属肾，又通胆腑。人身最灵者，惟此瞳神。而人身最重者，惟此肾经，所谓乙癸同源之义也。夫人有阴虚者，有阳虚者。阴虚则水不滋木，少火夹肝木而上炎，肝通眼窍，眼斯病矣。盖肾经如太极图也，水火具焉，右肾属阳水，左肾属阴水，命门少火居中，少火者阳也，以一阳陷于二阴之中，成乎坎之象，故《易》谓天一生水也。水火和平，百骸通畅。然脾土非少火不生，肝木非肾水不养，脾气足自生肺金，肝气充自培心火，则肾为五脏之源，所谓先天真气，生身立命，正在此也。故无水者，壮水之主以镇阳光。无火者，益火之源以消阴翳。非独治目，诸症可例推矣。此水火乃无形之水火，即先天真阴真阳也。阴虚补阴，阳虚补阳。脉候参之，庶几勿失。若水火有亏，瞳神受疾，遂为内障等症。内障者，血少神劳，肾虚也，法当养血补阴，安神明目，须用加减地黄丸主之，空心服。兼进五宝丹，饭后服，自获奇效。或千金磁朱丹，与石斛夜光丸，连服。及后方选用。

六味地黄丸 壮水之主，左尺微弱，补水以配火。

怀地黄（酒洗蒸晒九次又酒煮烂捣膏）八两，怀山药（炒）四两，山萸肉（去核洗蒸慢火炒）四两，白茯苓（去皮屑净蒸过晒干）三两，牡丹皮（去骨）三两，光泽泻（去毛）三两。

俱为末，同地黄膏捣匀，加炼蜜为丸，如梧子大，每日空心，用滚水吞三钱，即以美膳咽下，直至肾经，且无泥膈之事，加当归、五味、生地黄、柴胡，名益阴肾气丸，等分加枸杞、白菊。

五、土方

（一）《串雅内编选注》选读

药上行者曰顶，下行者曰串，故顶药多吐，串药多泻。顶、串而外，则曰截。截，绝也，使其病戛然而止。

医者意也，用药如不用意，治有未效，必以意求。苟意入元微，自理有洞解，然后用药无不验。

　　按："医者意也"，意入元微，强调的是医生诊疗时应细心观察与思考。其实脉诊是这样，辨证更是这样。《寓意草》提出"先议病，后议药"也是这样，强调的是细微的散发思维，用灵感捕捉病机与对证方药，同时必须在遵循前人认知与经验的基础上创新应用，而不能漫无边际与前提。前贤欧阳文忠有一则关于以意用药的对话，离开了医药知识与原则的以意用药，则会成为笑柄。传说叶天士诊治一难产妇人，到病人家中时，忽院中梧桐叶落，随嘱家人以落叶煎水服，须臾即产下。这种近乎随缘占卜的"以意用药"行径，绝非叶天士所为，而是后人把他神化了、巫化了。

起废丹

　　治痿证久不效者服之。

　　麦冬半斤，熟地一斤，玄参七两，五味子一两，水二十碗，煎成六碗，早晨服三碗，下午服二碗，夜半①服一碗，一连二日必能起坐。后改用：熟地八两，玄参三两，五味子三钱，山茱萸四钱，牛膝一两，水十碗，煎二碗，早晨服一碗，晚服一碗，十日即能行步，一月之后，平复如旧②矣。

　　【注释】

　　①夜半：指夜间 1 ～ 2 点钟。

　　②如旧：指病愈如初。

　　【说明】《石室秘录》有此记载。

　　此处痿证是指肢体无力而言。本方主治症是阴虚痿软，病因由于酒色过度，下焦阴火燔灼，筋骨失于濡养，致腰膝酸软，行步艰难，治宜清虚热，滋肾阴为主。方中以熟地滋补肾阴为主药；辅以玄参泻肾火，协助熟地以养血滋阴，补肾健骨，骨健则筋强；麦冬清心肺热，滋水润燥；五味子生津，敛肺固肾。四药合用，以成养阴生津、起痿健步之功。

　　继方去麦冬清润，加山萸肉、牛膝（亦见《石室秘录》，名为壮髓丹，原方有麦冬）以增强滋补肝肾，强筋健骨，利关节，行步履，起痿废的作用。

　　本方药量过重，临床可根据体质的强弱、年龄的大小，疾病的轻重等情况，做全面考虑，方要对症，药要适量，才能取得良好效果。

　　本书尚有起痿神方（玄参 30g，熟地 90g，麦冬 120g，山萸肉 30g，沙参

90g，五味子15g，煎服）与起痿丹大同小异，都是滋肺阴、益肾水的，移录于此，以资参考。

摩[1]腰丹

治寒湿腰痛。

附子尖、乌头尖、南星、朱砂、干姜各一钱，雄黄、樟脑、丁香、麝香各五分。

上为末，蜜丸如龙眼大，每次一丸，用姜汁化开如厚粥，烘热置掌中，摩腰上令尽。粘着肉烘，棉布缚定，腰热如火方妙。间三日[2]用一丸，或加茱萸、肉桂更效。

【注释】

①摩：即按摩。

②间三日：即隔3天。

【说明】《丹溪心法》有此记载。另外《种福堂公选良方》有摩腰膏即此方减朱砂，加川椒。主治老人、虚人腰痛及妇人带下清水不臭者。

寒湿腰痛多由坐卧寒湿之地，致使寒湿之邪阻于经络，气血流行不畅，乃致腰部冷痛。方中附子尖、乌头尖、南星、干姜、丁香等辛热之品温化寒湿，暖腰缓痛；辅以朱砂、雄黄、樟脑、麝香通达经络，畅运气血。尤妙在以药摩腰，可使局部产生热感，更能使毛孔舒张，药性通过皮肤、穴位而进于肌腠，从而达到逐寒湿，通经络，活血止痛的功效。

摩腰丹作为外用方，朱砂、麝香可以减去不用，并不影响疗效（亦可加重樟脑的用量以替代麝香）。

又原方用附子尖、乌头尖，这种药物区分实际上已不存在，可径用附子、乌头即可。

截臌

治水臌[1]气臌[2]。

活黑鱼一尾七八两，去鳞甲，将肚破开去肠，入好黑矾五分、松罗茶三钱，男子用蒜八瓣，女七瓣，共入鱼腹内，盛瓷器中蒸熟，令病人吃鱼，能连茶蒜吃更妙。

又武林邵氏传一单方，以治气臌水臌。

方用大西瓜一枚，阳春砂仁四两，独头蒜四十九枚。先将西瓜蒂边开一孔，用瓢挖出瓜瓤，只留沿皮无子者。将砂仁及蒜装入，仍用蒂盖好，用酒坛泥以陈酒化开，涂于瓜上令遍，约厚一寸为度。即于泥地上挖一小坑，用砖将瓜阁空，以炭火煅之，须四周均灼，约煅半日息火，待其自冷。次日打开，取出瓜炭及药研细，瓷瓶贮之。每服二三钱，丝瓜络二钱煎汤调服，忌盐一月。每煅一瓜约用炭二十斤为准。

又方：白茅根一两，赤小豆一两，煎汁频饮，溺畅胀消。

又方：雄猪肚一枚入蟾蜍一只；白胡椒每岁一粒，按病人年岁为度，囫囵装入肚内；砂仁二钱同蟾蜍装入肚内。用线扎紧肚口，以黄酒煮化，去蟾药，只食肚及酒，自愈。

【注释】

①水臌：臌胀之一。主要症状有腹胀大，皮薄而紧，色苍，小便难，两胁痛。多数患者面色萎黄，或伴黄疸，身上有时可见红丝缕痕（蜘蛛痣），此由肝郁伤脾，肝失疏泄，脾不运化，水毒结聚所致。

②气臌：臌胀之一。因于脾虚气滞者，症见胸腹胀满不适，按之仍觉柔软，伴有气逆、嗳气等症状。因于气机壅塞者，症见腹大、青筋暴露、肤色苍黄、四肢消瘦等。

【说明】《种福堂公选良方》及《良朋汇集》均有此记载。

水湿内停所致水臌证，小便不利则水湿无出路，治宜健脾利水，则肿满可消。方中黑鱼系鳢科动物乌鳢（俗称黑鱼），能利水，祛风，治浮肿、湿痹、小便不利。黑矾（即皂矾）能消积，化痰，燥脾湿，治血分之瘀积。松罗茶（茶之产于安徽歙县境者）清火，下气，除痰，消积滞。大蒜宣通窍，利水道，消水肿，化积结。四药合用，有分消水湿和行散积结的作用，故亦可用于气臌。

方中松罗茶可用其他茶叶代替，因茶叶含有茶碱，有清脑提神和利尿作用，故可用于水臌。

至于方中"男子用蒜八瓣，女七瓣"，事属唯心，毫无临床实际意义，应属封建糟粕内容。

加味绿矾丸

治大小男妇黄疸①病。

皂矾八两（用面一斤和作饼，入皂矾在内，火煨以焦为度），苍术、厚朴（姜汁炒）、陈皮、甘草各八两，川椒十两（去目炒）。

上为末，用红枣三斤煮熟去皮核，胡桃三斤去壳，同捣烂和药丸桐子大，每服七八十丸，用温酒吞服。初服时觉药味甘美，服至病将愈便觉药臭矣。大率药四两，可治一人。

【注释】

①黄疸：以身黄、目黄、小便黄为主症。病因是由脾胃湿邪内蕴，肠胃失调，胆汁外溢而引起。临床分阴黄和阳黄两大类。

【说明】用皂矾组方治疗黄疸，李时珍认为原于仲景矾石硝石散治疗女劳疸方变化而来。

本方主治脾虚寒湿内阻所致阴黄证。方中苍术燥湿健脾，厚朴除湿散满，陈皮理气化痰，甘草调和脾胃，四药相合名平胃散，具有燥湿健脾的功效。加入皂矾燥脾湿，化郁积，消黄疸，补阴血；川椒温脾胃，散寒湿，合用有化湿滞，理脾胃，使脾胃运化功能健旺，则寒湿去而黄疸可退。

用皂矾组方治疗虚黄。明·李时珍曾用平胃散加皂矾治疗中满腹胀。明·龚廷贤曾用枣子绿矾丸和退黄丸。清·马培之有补血丸等皆与本方大致相同。

近年有用补血丸（苍术、青皮、陈皮、山楂、当归、针砂、皂矾、大麦、陈粳米粉组成）治疗贫血、萎黄病以及中、晚期血吸虫病，对改善黄疸、腹水、肝脾肿大等有显著疗效。

喉风①闭塞

腊月②初一取猪胆，不拘大小五六枚，用黄连、青黛、薄荷、僵蚕、白矾、朴硝各五钱，装入胆内，用青纸包好，掘地方深各一尺，悬胆在内，用物遮盖，不见风日，候至立春③日取出，待风吹去胆皮青纸，研细末，用瓶收贮，每吹少许。

庚生按：喉症不一，为害最速，予每以异功丹治之，无不立效。

附：异功丹方：斑蝥去翅足四钱糯米炒黄，血竭、没药、乳香、全蝎、玄参各六分，麝香、冰片各三分，共研细末，磁瓶收贮，弗令泄气。用时以寻常膏药一张，取药末如黄豆大，贴喉外，紧对痛处，越二三时，揭去，即起泡，用银针挑出黄水，如黑色或深黄色，再用膏药及药末贴于泡之左右，仍照前挑，看以出淡黄水为度。不论喉蛾、喉风、喉痹，一切均可用，惟孕妇忌之。

【注释】

①喉风：本病多因感受风热外邪，肺胃素有积热，致风火相煽，蕴结而成。其症状为咽喉部突然肿痛，呼吸困难吞咽不适，并伴有痰涎壅盛、牙关紧急、神志不清等。若有牙关紧闭，呼吸急促，则称为缠喉风。

②腊月：即农历十二月。

③立春：农历二十四节气之一，春季开始的意思。

【说明】 咽通于胃，喉通于肺，风热疫毒之气壅于肺胃，上攻咽喉，以致形成喉风闭塞，治以疏散风热、清解疫毒为主。方中猪胆、黄连、青黛清解疫毒；薄荷、僵蚕疏散风热；白矾、朴硝开结化痰。诸药为散吹喉，可清利咽喉，疏通闭塞，使上焦得清，则咽喉肿痛可消。

红升丹亦名五灵升药

水银、白矾各五钱，朱砂、雄黄各二钱五分，火硝八钱。

上照升药法升之。凡一切无名肿毒，如溃久内败，四边紫色黑色，将药用水调稀，以鸡毛扫点，肉色立刻红活，死肉即脱去，再上生肌散，即可收功。凡通肠痔漏等症，将此药以纸卷成条，插管内七日，其管即随药条脱去。

庚生按： 此法即外科一条枪法，不可乱用。近时疡医每见疮痈不收口，动辄指为有管，遂用插管药烂化，一而再，再而三，愈拔管，愈不收功，因而成为痼疾者有之，因而用刀开割，用线扎破者有之。不知脓出之路即名为管，管者非真有是物也。予手治外疡不少，从未知拔管割管之事，而生肌长肉，奏效如常，用特志此以破世医之惑。至升丹为外科要药，不能不用，然总宜陈至五、二十年者方可用，且须少用为妙。如系背疽及胸腹诸处疮之溃大者更须慎用。往往有疮未愈而升药热毒攻入腹内，以至口干，喉破者，人多不知也。

【说明】《种福堂公选良方》有此记载。

水银渗湿敛疮，白矾、朱砂、雄黄解毒止痒，火硝破坚消癥，祛邪生新。诸药相合，经过升炼有拔毒去腐，生肌长肉之力，故可用于疮疡溃后，疮口坚硬，肉黯紫黑，不易收口之疮疡诸毒。

白降丹一名夏冰对配丹

水银、火硝、白矾、皂矾、炒白盐各九钱。

上药共研细，至不见水银星为度，盛于新大倾银罐内，以微火熔化。火急则水银上升，防其走炉，须用烰炭[1]为妙，熬至罐内无白烟起，再以竹木枝拨之，无药屑拨起为度，则药吸于罐底，谓之结胎。胎成，用大木盆一个盛水，水盆内置净铁火盆一个。木盆内水须及铁盆之半，然后，将前结成之胎，连罐覆于铁盆内，外以盐水和黄土将罐口封固，勿令出气，出气亦即走炉。再用净灰铺于铁盆内，灰及罐腰，将灰平铺，不可动摇药罐，封口碰伤，亦要走炉。铺灰毕，取烧红栗炭攒围罐底，用扇微扇，烧一炷香，谓之文火；再略重扇炼一炷香，谓之武火。炭随少随添，勿令间断而见罐底，再炼一炷香，即退火。待次日盆灰冷定，用帚扫去，并将封口之土去尽，开看铁盆内所有白霜即谓之丹，将瓷瓶收贮待用，愈陈愈妙。其罐内原胎研掺癣疮神效之至。若恐胎结不老，罐覆盆内，一遇火炼，胎落铁盆，便无丹降，亦谓之走炉。法用铁丝做一三脚小架，顶炉内撑住丹胎，最为稳妥。此丹如遇痈疽发背疔毒一切恶疮，用一厘许，以口津调点毒顶上，再以膏药盖之，次日毒根尽拔，于毒顶上结成黑肉一块，三四日即脱落，再用升药数次即收功。

此丹用蒸粉糕以水少润，共和极匀，为细末，搓成条子，晒干收贮。凡毒成管者，即约量管之深浅，将药条插入，上贴膏药，次日挤脓，如此一二次，其管即化为脓。管尽，再上升药数次，即收功矣。此丹比升丹功速十倍，但性最烈，点毒甚痛，法用生半夏对搀，再加冰片少许，能令肉麻不痛。

庚生按：降丹乃治顽疮、恶毒、死肌之物，万万不可多用乱用，务宜慎之。

【注释】

①烰（音浮）炭：炭之易燃者，亦谓"麸炭""浮炭"。

【说明】《种福堂公选良方》有此记载。

明中医之桥
——临床思维源流学说

水银渗湿敛疮，白矾、皂矾解毒止痒，炒白盐攻坚散瘀，解毒凉血，止痛止痒，祛腐生新，补皮长肉，诸药经过升炼有祛腐生肌的功效。

考红升丹、白降丹是中医外科不可缺少的传统方剂，所以《外科金鉴》中指出："疡科者无红白二丹，绝难立刻取效。"到现在为止，丹药已发展到各式各样，升药处方不下300多个，虽然所用药物不同，升炼方法亦不尽同，但归纳不外"升"和"降"两个范畴。

红升丹主要成分为汞化物，是由水银、白矾、火硝（因此又名"三仙丹"）加上青矾、朱砂、雄黄三味（故又名"六仙丹"）组成。所用药量传统为"七硝、八矾、一两银"。这些药物升炼之后，即成为纯粹的氯化汞，并非有机物质，含汞约为12.12%。由于红升丹经过升华之后，颜色是粉红的，是升在碗中的粉尘结块，所以名红升丹。

红升丹据《医宗金鉴》记载："此丹治一切疮疡溃后，拔毒祛腐，生肌长肉，疮口坚硬肉黯紫黑，用丹少许，立刻红活。"说明它是拔毒生新祛腐的外用药。

白降丹是以火硝、白矾、水银、食盐为主，它的药量，张少甫说："降丹之硝矾分量相等，水银稍轻，食盐要用足一两五钱，轻则功缓，多则疼痛。"这些药物经过升炼之后，即成氯化汞。由于白降丹经过升华之后，颜色是纯白的，是降在碗中的粉尘结晶体，所以名白降丹。

白降丹的功用同于红升丹，都有杀菌、腐蚀、消炎、消肿的作用，但腐蚀效力胜红升丹数倍。

透骨丹

治跌仆损伤，深入骨髓，或隐隐疼痛，或天阴则痛，或年远四肢沉重无力，此神方也。

闹羊花子一两（火酒浸炒三次，童便浸二次，焙干），乳香、没药（均不去油）、血竭各三钱，为末研匀，再加麝香一分同研，用瓷瓶收贮封固，每服三分，壮者五六分，每夜间睡后用酒冲服，能饮者尽量饮之，服后避风，得有微汗方妙，切忌房事、寒冷、茶、醋等物。弱者间五日一服，壮者间三日一服。

【说明】《种福堂公选良方》有此记载。

闹羊花子又名山芝麻，性味苦温，主治风寒湿痹、疡疖肿胀、仆损疼痛、疳毒疔疮，有活血疏风、镇痛麻醉之力。我国湖北一带民间，流传"跌打地下爬，快寻八厘麻"，闹羊花干燥成熟果序入药，湖北称为八厘麻，可能引起四肢发麻，说明该品麻醉镇痛作用之强。所以赵学敏在《本草纲目拾遗》中指出："入药每服三分，不可多服，方术家麻药中有之。"用火酒浸炒、童便浸泡以缓其毒性，并增强滋阴降火的作用，佐以乳香、没药、血竭活血散瘀，止痛消肿；少加麝香辛散走窜，通行经络，故凡跌打损伤，服后微汗，有镇静止痛之效。

枯瘤散

灰苋菜（晒干烧灰）半碗，荞麦（烧灰）半碗，风化石灰一碗，和一处淋汁三碗，慢火熬成霜取下，加番木鳖三个，巴豆六十粒（去油），胡椒十九粒（去粗皮），明雄黄一钱，人信一钱为末，入前药和匀，瓷瓶收用，不可见风。以滴醋调匀，用新羊毛笔蘸药点瘤上，瘤有碗大，则点如龙眼核大；若茶杯大，则点如黄豆大。干则频点之，其瘤干枯自落。如血瘤破，以发灰掺之，外以膏护好，自能敛口收功。

庚生按：瘿瘤二症虽异实同，有痰瘤、有渣瘤、有虫瘤，此瘤之可去者也；有气瘤、有血瘤、有筋瘤、有骨瘤，此瘤之不可去者也。瘿亦如之。近来西医不问可破与否，一概刀割线扎，其立除患苦者固多，而气脱血尽而毙者亦复不少。西医器精手敏，而又有奇验之药水药散以济之，尚复如此，瘤固可轻言破乎！？予在沪与西人相处最久，目击心伤，因志此以告世之治此症者，宜加慎焉！

【说明】《种福堂公选良方》有此记载。

灰苋菜有清热益气、解毒杀虫之功；荞麦灰功能烂痈疽、蚀恶肉、去靥痣；风化石灰能杀虫祛腐、生肌长肉；番木鳖解邪恶毒，消疮块；巴豆解毒杀虫，通血脉，逐死肌，散癥结；人信祛腐，化痰散结；雄黄解毒杀虫，诸药相合，有蚀疮去腐之效，故可用于瘿瘤。

串药主下泻药也

牛郎串

治邪热上攻，痰涎壅滞，翻胃①吐食，十膈五噎②，酒积、虫积、血积、气积诸般痞积，疮热肿痛；或大小便不利，妇人女子面色萎黄，鬼胎③癥瘕④，误吞铜铁银物，皆治之。五更冷茶送下三钱，天明可看所下之物，此药有疾祛疾，有虫祛虫，不伤元气脏腑。小儿减半，孕妇忌服。

白牵牛头末四两五钱（炒半生），白槟榔一两，茵陈五钱，蓬术五钱（醋煮），三棱五钱（醋炙），牙皂五钱（去皮炙）。

上药为末，醋糊为丸，如绿豆大。依前数服行后，随以温粥补之，忌食他物。

【注释】

①翻胃：也称反胃，食后吐出不消化的食物。

②十膈五噎：泛指多种原因引起的胸膈阻塞，或吞咽有梗阻的感觉。一般情况下，噎是膈的前期症状，故多合称为噎膈。可见于胃癌、食道癌、食道狭窄和食道痉挛的病变。

③鬼胎：指一般假性妊娠，多因肝气郁结、阴血不化，或因寒因痰因惊因气因食，所谓七情相干，经水不调而成。

④癥瘕：指腹内结块，以坚硬不易推动、痛有定处为"癥"；聚散无常，痛无定处为"瘕"。二者相类，故常并提。

【说明】《良朋汇集》有此记载，名"遇仙丹"，只是有白术无蓬术。

牵牛、槟片相合名牛郎顶（见《顶药门》），主治气筑奔冲、虫积腹胀。该方加入破瘀散结、化积通经之蓬术、三棱，气血双破，以治诸般痞积，噎膈癥瘕；茵陈苦微寒，燥湿清热，疏利肝胆；牙皂通窍化痰，解毒杀虫。所以本方又可用于邪热上攻，痰涎壅滞之疾。冷茶送下，能导致泻下，以清胃肠之积热。

本方原为白术，今改用破瘀之蓬术，用于治疗噎膈癥瘕，疗效则优于原方。

按：民间与江湖郎中这些相传土方每能解决一些疑难杂病。这是广大劳动人民在不断实践的经验中脱离祖方，不断创新的表现，所谓"气死名医海上方"。科班出身的临床医生如果不屑一顾也是不对的，但要进一步在临床研究观察这些成方成药，也颇有难度。原因是适应证不够明确，制作复杂。但给我们的启发仍不少，如大滋补肾阳治痿，用乌头、樟脑类外用治腰痛，用独头蒜、鲤鱼治臌或猪肚、蟾蜍、砂仁治臌，用硝、矾治疸，闹羊药子、乳、没、蝎、麝为末治跌仆损伤，牵牛、皂荚、三棱、莪术等串药治膈证、癥瘕。每遇疑难绝证，时有奇效。至于红升丹、白降丹、枯瘤散是中医外科专家每每备用有效成药，妙处也不少。

（二）《串雅外编选注》选读

起死门

药名救绝仙丹

山羊血二钱，菖蒲二钱，人参三钱，红花一钱，皂角刺一钱，制半夏三钱，苏叶二钱，麝香一钱。

各为末，蜜丸龙眼核大，酒化开，以端午日修合①好，每料约十丸。此方神奇之至，不但救五绝②，凡有邪祟③昏迷，一时卒倒④者，皆可起死回生。

【注释】

①修合：配制。

②五绝：指缢死、压死、溺死、魇（yǎn 眼，梦中觉得有什么东西压住）死、临产晕厥。

③邪祟：病邪作祟，一般指受四时不正之气侵袭。卒倒：卒，同猝。突然晕倒。

【说明】本方在清·陈士铎《石室秘录》也有记载，但提出要先用黄纸画符，焚化在热黄酒内，灌入喉中，然后再用此药丸化开调服。赵氏在改载本条时，剔除了迷信部分，保留了方药，是一种进步。又《石室秘录》在本条方药的服用法下面还有"如临时不必如许之多，十分之一可也"的记载，可供参考。

本方以山羊血、红花活血散瘀，人参补气，苏叶理气，半夏祛痰宣痹，皂角刺通络，菖蒲、麝香通关窍。对于五绝猝死的急救，有一定的回苏作用。

还魂汤

麻黄二两（去节），杏仁七十个（去皮尖），甘草一两，水二碗，煎一碗，去渣灌之。

【说明】《金匮要略》有此记载。

本条未说明用途，但《金匮要略》有"救卒死、客忤死，还魂汤主之"的记载。卒死即突然死亡，实际是呈昏迷或休克状态；客忤是小儿突然受外界异物或陌生人的惊吓，发生惊痫，甚至人事不省。《金匮要略》这一条，历代注家多认为是因热邪郁闭，所以用还魂汤解表散发郁热。散其热则惊痫自止，是有一定道理的。

本方各药用量是按古制，现代一般用量为：麻黄二钱、杏仁二钱、甘草一钱。

又《和剂局方》用麻黄、杏仁、甘草各等分为末，名"三拗汤"，每用五钱，加生姜五片同煎服，治风寒外感。

打死①

松节捶碎一二升，入铁锅内炒起青烟为度，以老酒二三升，四围冲入，即滤净，候半热，开牙，灌入即活。

【注释】

①打死：外伤性昏迷或休克的意思。

【说明】明·龚松贤《寿世保元》有此记载。

松节含有松溜油（主要成分为木溜油与松节油），得热微溶于水，能与有机溶媒任意混合。据现代药理学研究，松节油对中枢神经系统有兴奋作用；酒也能促使呼吸兴奋。因此，松节炒后冲入老酒同煮，其中松溜油等成分便得以溶解，去渣服后对神经中枢及呼吸有兴奋作用，从而达到急救目的。

脚气①肿

樟脑二两，乌头三两。

为末，醋和丸弹子大，每置于足心踏之，下以微火烘之，衣被围盖，汗出如涎为效。

【注释】

①脚气：古代泛指下肢肿胀板硬的病，与现代医学称脚气不尽相同。这里指的可能是足部肌肉风湿痛或关节病。

【说明】《圣济总录》的"足踏丸"内容与本条同。

樟脑和乌头配合，具有行气散寒、通络镇痛作用，置于足心再加火烘，能促使局部血液循行，对脚气肿痛有一定疗效。

一切咳嗽

不问久近①，昼夜无时②。

佛耳草五十文③，款冬花二百文，熟地黄二两。

焙研末，每用二钱，于炉中烧之，以筒吸烟，咽下有涎吐出，两服愈。

【注释】

①不问久近：不论是久年（慢性）咳，还是新近（初起）咳嗽。

②昼夜无时：咳没有一定时间。

③佛耳草：鼠鞠草。文：词意不明。现按用药习惯，暂定佛耳草用量50～100g，款冬花150～200g。

【说明】以上三条在《本草纲目》均有记载。前两条同本书熏法门的"咳嗽熏法"和"熏咳"方法有某些相似。本条采用治嗽药烧烟吸气，使药物的有效成分直接作用于呼吸道。

石南叶散

小儿误跌或打着头脑受惊，肝系受风，致瞳仁不正，观东见西，观西见东①。

石南②一两，藜芦三分，瓜丁③五七个。

为末，每吹少许入鼻，一日三度，内服平肝药④或加牛黄。

【注释】

①小儿……观西见东：这一全句指的是斜视的病因和病状。肝系受风，即肝的脉络受风。中医认为肝主目，主风，主惊，故斜视与肝有关。

②石南：石南叶。

③瓜丁：即甜瓜蒂。

④平肝药：指射干、龙胆草、黄芩、钩藤等（据《秘传眼科龙木论》）。

【说明】《普济方》及《张氏医通》均有记载。《医通》并把本病定名为"小儿通睛"。

斜视的原因很多。本条是指由于跌打脑部受伤所致的斜视症。石南叶为治风药，梁·陶弘景《名医别录》说"主治金疮痛"，可知本品有通络活血散瘀作用。藜芦、瓜蒂具有升发宣泄性能，前人常用此二药吹鼻以治头风。本方以石南叶为主药，配合藜芦、瓜蒂升宣上达，再内服平肝药，能起到通络散瘀、平肝祛风的作用，从而使斜视得到矫正。

药肺

治患疾病久不愈者。

猪肺一个，萝卜子五钱（研碎），白芥子一两（研碎）。

五味调和，饭锅蒸熟，饭食顿食之①，一个即愈。

【注释】

①饭食顿食之：《石室秘录》作"饭后顿食之"较妥。

【说明】本条适应证只说"患疾病久不愈"，末指明何种疾病。根据萝卜子、白芥子皆有利气化痰功用，猪肺能补肺，对肺虚引起的咳嗽痰喘病程较长的可能有效。

神妙痧药

北细辛三两，荆芥六钱，降香末三钱，郁金一钱。

共为末，每用一茶匙放舌，冷茶送下，或津咽下①。

又方

白胡椒一两，牙皂一钱，火硝②、檀香末、明矾、丁香、蟾酥各三钱，北细辛二钱，冰片、麝香各五分，金箔量加③。

【注释】

①津咽下：靠津液（唾液）吞咽下。

②火硝：即硝石。

③量加：酌量适当加入。

【说明】《种福堂公选良方》有此记载，但第二方名"白痧药方"。

痧是一种证候名称，一般临床表现为：发病急骤，寒热头痛，胸闷腹痛，呕吐或泄泻，肢体出现青筋，指甲青紫，甚至神态昏迷而死亡。从症状看，相当于霍乱、急性胃肠炎、中暑等病的某些症状。第一方适应于痧证初起，出现畏寒头痛，胸满腹痛时；第二方可用于症状较重，神志昏迷时。

按：药名救绝仙丹、还魂汤及打死均是江湖郎中急救用方。用羊血、麝香、人参、菖蒲、皂刺、苏叶等作成药救昏迷各类猝死，还有还魂汤治小儿受惊卒昏迷，松节煮酒治外伤昏迷，均值参考。而石南叶、瓜蒂为末吹鼻治外伤斜视，佛耳草、款冬花烧烟吸入治咳，细、荆、降、金为末治痧均是民间偏方，必要时也大可一试。斑痧一病，南方夏暑之令常有，病情也有轻有重，甚至休克。但现代医学到底是如何认识也尚较模糊，尚难说得清。

六、外治

《理瀹骈文》选读

清·嘉庆时代吴师机所著，又名"外治医说"。取"医者理也，药者论也"之意。此书介绍了外治法的历史，阐述了外治法的理论根据，以及膏药的制法、用法和治疗范围、治疗作用等。后人尊称为"外治之宗"。

凡病多从外入，故医有外治法，经文内取外取并列……朔上用嚏，中用填，下用坐。尤捷于内服。彼种痘者，纳鼻而传十二经；救卒中暴绝，吹耳而通七窍。气之相感，其神乎！

《内经》用桂心渍酒以熨寒痹，用白酒和桂以涂风中血脉，此用膏药之始也。

外治之理，即内治之理；外治之药，亦即内治之药，医理药性无二。

膏，纲也；药，目也。膏判上、中、下三焦，五脏六腑，表里、寒热、虚实，以提其纲；药随膏而条分缕析，以为之目……膏以帅药，药以助膏……凡汤丸之有效者皆可熬膏。

昔叶天士用平胃散炒熨治痢，用常山饮炒嗅治疟，变汤剂为外治，实开后人无限法门……冲和汤为太阳解表之方，而春可治温，夏可治热，秋可治湿，以治杂症亦有神也。通圣散为双解表里之方，而兼治风、热、燥三症。五积散为内伤、外感之方，而内而脏腑，外而皮毛经络，上而头项，下而腰脚，妇人调经，无不可用……古方如此者不胜枚举。膏药本其意而更推之扩之，虽治百病何难？

膏中用药味，心得通经走络，开窍透骨，拔病外出之品为引，如姜、葱、韭、蒜、白芥子、花椒，以及槐、柳、桑、桃、蓖麻子、凤尾草、轻粉、山甲之类，要不可少，不独冰、麝也。补药必有血肉之物，则与人有益，如羊肉汤、猪肾丸、乌骨鸡丸、鳖甲煎、鲫鱼膏之类，可以仿加。若紫河车则断不可用。或用牛胞请代之，其力尤大，此补中第一药也。须知外治者，气血流通即是补，不药补亦可。

膏中用药味，必得气味俱厚者方能得力。虽苍术、半夏之燥，入油则润；甘遂、牵牛、巴豆、草乌、南星、木鳖之毒，入油则化，并无碍。又炒用、蒸用，皆不如生用。

膏药热者易效，凉者次之……攻者易效，补者次之……大热之症，受之以凉，其气即爽；极虚之证，受之以补，其神即安。"若夫热证亦可以用热者，一则得热则行也……虚证可以用攻者，有病当先去，不可以养患也……此又在临证之斟酌而变通也。

仲景《伤寒论》有火熏令其汗，冷水噀之，赤豆纳鼻，猪胆汁蜜煎导法，皆外治也……至于无阳者宜蒸，脏结者宜灸，于无法中更出一法。

而伤寒外治：于热邪传里，有黄连水洗胸法、皮硝水揭胸法、芫花水拍胸法、石膏和雪水敷胸法老蚓和盐捣敷胸法；发斑，有胆汁、青黛水、升麻水扫法；吐衄，有井水噀法、搭法；蓄血，有苏叶汤摩法；通有犀角地黄熬贴法……破习见而化拘牵，是所望于聪明理达者。

若脏腑，则视病所在，上贴心口，中贴脐眼，下贴丹田，或兼贴心俞与心口外，命门与脐眼对，足心与丹田应。外证除贴患处外，用一膏贴心口，以护其心；或用开胃膏使进饮食，以助其力。可以代内托治外证，亦不必服药者以此。

余所制膏方，惟清阳膏、散阴膏、金仙膏、藜膏、催生膏最验。

以见膏药可以自造，不必古人曾有此方也。

大凡上焦之病，以药研细末，搐鼻取嚏发散为第一捷法……急救用闻药也。连嚏数十次，则腠理自松，即解肌也；涕泪痰涎并出，胸中闷恶也宽。盖一嚏实兼汗、吐二法，不必服葱豉汤也……其方多以皂角、细辛为主，藜芦、踯躅花为引……研末，含水吹鼻。含水者，但取其气上行，不令药入喉也。

中风吐痰，用皂角、藜芦、明矾搐鼻；或以人参、藜芦并用，一取其相反为用，一取其攻补兼施也，虚人宜之。

中焦之病，以药切粗末炒香，布包缚脐上为第一捷法。如古方治风寒，用葱、姜、豉、盐炒热，布包掩脐上……昔人治黄疸，用百部根放脐上，酒和糯米饭菜盖之，以口中有酒气为度……则知由脐而入，无异于入口中，且药可逐日变换也。

下焦之病，以药或研或炒，或随症而制，布包坐于身下为第一捷法。如水肿捣葱一斤坐身下，水从小便出，小便不通亦然。水泻不止，艾一斤坐身下，微火烘脚，泻自止是也。一属前阴，一属后阴，凡有病宜从二便治者仿此。治疝者用灶心土或净砂，炒过加川椒、小茴末拌匀，隔裤坐之，并用布袋盛药夹囊下，又是一法……又治久痢人虚或血崩脱肛者，不敢用升药，用补中益气煎汤坐熏。产妇阴脱，用四物煎汤加龙骨入麻油熏洗。皆与坐法一例。

余以为膏药与汤药殊途同归之理……至于膏之用药，有不得不与汤头异者，盖汤主专治，分六经，用药一病一方，日可一易，故其数精而少。膏主通治，统六经，用药百病一方，月才一合，故其数广而多……惟膏可不病其多。

同则相统，杂则相并。寒佐热佐，通用塞用。阴阳上下升降不胶于治，表里温凉补泻之药咸备。虑其或缓而无力也，假猛药、生药、香药，率领群药，开结行滞，直达其所，俾令攻决滋助，无不如志，一归于气血流通而病自已。此余制膏之法也。

七、针灸

《针灸大成》选读

调经论：经络肢节，各生虚实，其病所居，随而调之。病在脉，调之血；病在血，调之络；病在气，调之卫；病在肉，调之分肉；病在筋，调之筋；病在骨，调之骨。

燔针劫刺其下及与急者；病在骨，焠针药熨；病不知所痛，两跷为上；身形有痛，九候莫病，则缪刺之；痛在于左，而右脉病者，巨刺之。

巨刺论：巨刺刺经脉，缪刺刺络脉，所以别也。

手足脉阳流注论：自寅时起，一昼夜人之荣卫，则以五十度周于身，气行一万三千五百息，脉行八百一十丈，运行血气，流通阴阳，昼夜流行与天同度，终而复始。

官针：岐伯曰：凡刺有九，以应九变。一曰输刺者，刺诸经荥输脏腧也。二曰远道刺者，病在上取之下，刺腑腧也。三曰经刺者，刺大经之结络经分也。四曰络刺者，刺小络血脉也。五曰分刺者，刺分肉间也。六曰大泻刺者，刺大脓也。七曰毛刺者，刺浮痹皮肤也。八曰巨刺者，左取右，右取左也。九曰焠刺者，燔针以取痹也。

刺王公布衣：岐伯曰：膏粱藿菽之味，何可同也？气滑则出疾，气涩则出迟，气悍则针小而入浅，气涩则针大而入深，深则欲留，浅则欲疾。以此观之，刺布衣者，深而留；刺大人者，微以徐之。此皆因其气之慓悍滑利也。

寒痹内热，刺布衣以火焠之，刺大人以药熨之。

刺常人黑白肥瘦：岐伯曰：年质壮大，血气充盈，肤革坚固，因加以邪，刺此者，深而留之。此肥人也，广肩，腋项肉厚，皮黑色，唇临临然，其血黑以浊，其气涩以迟。其为人也，贪于取与，刺者，深而留之，多益其数也。瘦人皮薄色白，肉廉廉然，薄唇轻言，其血清气滑，易脱于气，易损于血，刺此者，浅而疾之。

刺肥人：刺肥人者以秋冬之齐，刺瘦人者以春夏之齐。

刺壮士：岐伯曰：壮士真骨，坚肉缓节，此人重则气涩血浊，刺此者，深而留之，多益其数；劲则气滑血清，刺此者，浅而疾之。

刺婴儿：岐伯曰：婴儿者，其肉脆，血少气弱，刺此者，以毫针浅刺而疾发针，日再刺可也。

故天之邪气感，害人五脏；水谷之寒热感，则害人六腑；地之湿气感，则害人皮肤筋脉。故善用针者，从阴引阳，从阳引阴，以右治左，以左治右，以我知彼，以表知里，以观过与不用之理，见微得过，用之不殆。

穴有奇正策：圣人之情，因数以示，而非数之所能拘，因法以显，而非法之所能泥，用定穴以垂教，而非奇正之所能尽，神而明之，亦存乎其人焉耳。故善业医者，苟能旁通其数法之原，冥会其奇正之奥，时可以针而针，时可以灸而灸，时可以补而补，时可以泻而泻，或针灸可并举，则并举之，或补泻可并行，则并行之，治法因乎人，不因乎数，变通随乎症，不随乎法，定穴主乎心，不主乎奇正之陈迹。譬如老将用兵，运筹攻守，坐作进退，皆运一心之神以为之。而凡鸟占云、金版六韬之书，其所具载方略，咸有所不拘焉。则兵惟不动，动必克敌；医惟不施，施必疗疾。如是虽谓之无法可也，无数可也，无奇无正亦可也，而有不足以称神医于天下也哉！管见如斯，惟执事进而教之！

卷十保婴神术《按摩经》：治宜中和，用甘温补中之剂，其候多因饮食不节，损伤脾胃，以泻泄日久，中气太虚，而致发搐，发则无休止，其身冷面黄，不渴，口鼻中气寒，大小便青白，昏睡露睛，目上视，手足瘛疭，筋脉拘挛。盖脾虚则生风，风盛则筋伤，俗名天吊风者，即此候也。宜补中为主，仍以掐揉按穴之法，细心运用，可保十全矣。又有吐泻未成慢惊者，急用健脾养胃之剂，外以手法按掐对症经穴，脉络调和，庶不致变慢惊风也。如有他症，穴法详开于后，临期选择焉。

手法歌：心经有热作痰迷，天河水过作洪池，肝经有病儿多闷，推动脾土病即除。脾经有病食不进，推动脾土效必应，肺经受风咳嗽多，即在肺经久按摩。肾经有病小便涩，推动肾水即救得，小肠有病气来攻，板门横门推可通。用心记此精宁穴，看来危症快如风。胆经有病口作苦，好将妙法推脾土，大肠有病泄泻多，脾土大肠久搓摩。膀胱有病作淋疴，肾水八卦运天河，胃经有病呕逆多，脾土肺经推即和。三焦有病寒热魔，天河过水莫蹉跎。命门有病元气亏，脾上大肠八卦推，仙师授我真口诀，愿把婴儿寿命培。

婴童杂症

潮热方：不拘口内生疮，五心烦热，将吴茱萸八分，灯心一束，和水捣烂成一饼，贴在男左女右脚心里，裹住，退药后，推三关十下。

虚疟：补脾土四百，推三关、运八卦、推肾经、肺经、清天河水各三百。

食疟：推三关、运八卦各一百，清天河水二百，推脾土三百，肺经四百。

痰疟：推肺经四百，推三关、运八卦、补脾土、清天河水各二百。

邪疟：推肺经四百，推三关、六腑各三百，运八卦、补脾土、清天河水各二百，各随症加减，五脏四指，六腑一截二指。

痢赤白相兼，寒热不调，感成此疾：用姜汁车前草汁，略推三关、退六腑、清天河水，水底捞月，分阴阳。

噤口痢：运八卦，开胸，阴阳，揉脐为之。推三关，退六腑，大肠经各一百，清天河水四十，推脾土五十，水底捞月一十，凤凰展翅，泻用蒜推。补脾土，用姜推。

头疼：推三关、分阴阳、补脾土、揉大肠经各一百，煅七壮，揉阴池一百；不止，掐阳池。

肚痛：推三关、分阴阳、推脾土各一百，揉脐五十，腹胀推大肠；不止，掐承山穴。

湿泻不响：退六腑、揉脐及龟尾各二百，分阴阳、推脾土各一百，水底捞月三十。

冷泻响：推三关二百，分阴阳一百，推脾土五十，黄蜂入洞，揉脐及龟尾各三百，天门入虎口、揉斗肘各三十。

治口内走马疳：牙上有白泡，退六腑、分阴阳各一百，水底捞月、清天河水各三十，凤凰展翅，先推，后用黄连、五倍子煎水，鸡毛口中洗。

小儿眼光指冷：将醋一钟，皂角一片，烧灰为末，贴心窝。若吐即去药，用绿豆七粒，水浸研细，和尿碱为饼，贴囟门。

小儿四肢冷：将明矾钱半，炒盐三钱，黄蜡二钱，贴脐上。若气急，取竹沥服之。

小儿遍身热不退：用明矾一钱，鸡清调匀，涂四心即退。若不退，用桃仁七个，酒半钟，擂烂，贴在鬼眼便好。

小儿肚胀作渴、眼光：用生姜，葱白一根，酒半钟，擂烂吞下，则眼不光，又将雄黄不拘多少，烧热放在脐上，揉之即安。脚麻用散麻煎水，四心揉之。

小儿膀胱气：将黄土一块，皂角七个，焙为末，用醋和黄土炒过为饼，贴尾闾好。

小儿遍身肿：用胡椒，糯米，绿豆各七粒，黄土七钱，醋一钟，通炒过，袱包遍身拭之，即消。

小儿不开口：将朱砂一钱研末，吹入鼻中即安。

小儿咳嗽：掐中指第一节三下，若眼垂，掐四心。

小儿身跳：推肾筋后四心揉之。

小儿喉中气响：掐大指第二节。

《百症赋》：夫医乃人之司命，非志立而莫为，针乃理之渊微，须至人之指教，先究其病源，复考其穴道……

《标幽赋》：住痛移疼，取相交相贯之遥。岂不闻脏腑病，而求门海俞募之微；经络滞，而求原别交会之道。更穷四根三结，依标本而刺无不痊；但用八法五门，分主客而针不无效。八脉始终连八会，本是纪纲；十二经络十二原，是为枢要……原夫补泻之法，非呼吸而在手指；速效之功，要交正而识本经。泻络远针，头有病而脚上针。

卷九治症总要（杨氏）：一论中风，但未中风时，一两有前，或三四个月前，不时足胫上发酸重麻，良久方解，此将中风之候也。便宜急灸三里、绝骨四处，各三壮，后用生葱、薄荷、桃柳叶，四味煎汤淋洗，灸令祛逐风气自疮口出。如春交夏时，夏交秋时，俱宜灸，常令二足有灸疮为妙。但人不信此法，饮食不节，色酒过度，卒忽中风，可于七处一齐俱灸各三壮，偏左灸右，偏右灸左，百会、耳前穴也。

第一，阳证，中风不语，手足瘫痪者：合谷、肩髃、手三里、百会、肩井、风市、环跳、足三里、委中、阳陵泉。（先针无病手足，后针有病手足）

第二，阴证，中风，半身不遂，拘急，手足拘挛，此是阴证也。亦根据治之，但先补后泻。

第三，中暑不省人事：人中、合谷、内庭、百会、中极、气海。

问曰：中暑当六七月间有此症，八九月、十月亦有此症，从何而得？

答曰：此症非一，医者不省，当以六七月有之，如何八九十月亦有之？皆因先感暑气，流入脾胃之中，串入经各，灌溉相并，或因怒气触动，或因过饮、恣欲伤体，或外感风，至八、九月方发，乃难治也。六七月受病浅，风疾未盛，气血未竭，体气未衰，此为易治。复刺后穴：中冲、行间、曲池、少泽。

第四，中风不省人事：人中、中冲、合谷。

问曰：此病如何而来？以上穴法，针之不效，奈何？

答曰：针力不到，补泻不明，气血错乱，或去针速，故不效也。前穴未效，复刺后穴：哑门、大敦。

第五，中风口噤不开：颊车、人中、百会、承浆、合谷。（俱宜泻）

问曰：此症前穴不效，何也？

答曰：此皆风痰灌注，气血错乱，阴阳不升降，致有此病，复刺后穴：廉泉人中。

第六，半身不遂，中风：绝骨、昆仑、合谷、肩髎、曲池、手三里、足三里。

问曰：此症针后再发，何也？

答曰：针不知分寸，补泻不明，不分虚实，其症再发。再针前穴，复刺后穴：肩井、上廉、委中。

第七，口眼斜，中风：地仓、颊车、人中、合谷。

问曰：此症用前穴针效，一月或半月复发，何也？

答曰：必是不禁房劳，不节饮食，复刺后穴，无不效也。听会、承浆、翳风。

第八，中风，左瘫右痪：三里、阳溪、合谷、中渚、阳辅、昆仑、行间。

问曰：数穴针之不效，何也？

答曰：风痰灌注经络，血气相搏，再受风寒湿气入内，凝滞不散，故刺不效，复刺后穴。先针无病手足，后针有病手足。风市、丘墟、阳陵泉。

按：《内经》之"病在脉，调之血；病在血，调之络；病在气，调之卫"是中医内科很有参考价值的临床思维方法。巨刺与缪刺均左刺右，右刺左，病在经脉或脏腑之上用巨刺刺经。"身形有痛，九候莫痛刺络"，提示不同病位、不同刺法治疗选择。并列举各科刺法的适应证。还有是辨体质分王公、布衣、肥瘦黑白、壮士、婴儿不同治法，也是重要的临床思维特色。

"先究其病源泉，后攻其穴道"是针灸临床思维的一般原则；而所谓"穴有奇正策"是治疗谋略，或循常规，或出奇制胜的运用。中风、中暑是常见的针灸适应证。通过对这些病的治疗，我们不难认识到，取穴原则大致是局部、邻近、远端三者结合。而远端取穴上，或取同经、相表里经脉等，上从下取，下从上取，左取右，右取左，这是充满智慧的中医原创临床思维方法。不但针灸如此，中医内科辨治亦应如此。中医内科、外科医生应在局部、邻近与整体的配合兼顾上做到仔细分析。

八、小结

综上所述，中医各临床专科均蕴藏着不同的思维特点。

1. 外科

《医宗金鉴》是清代医家总结前人较成熟的医疗经验，为方便学者诵读汇总成的歌诀全集。实际上也是当时政府组织的"统编教材"。"金鉴外科"更被后人称善。它对痈疽的总结，认为原是火毒所生，经络阻隔、气血凝结而成，外因六淫八风感触，内因六欲七情、饮食起居所致，或负挑、跌仆损伤、膏粱厚味之变或藜藿之亏、气血衰弱。并认为，疽由筋骨阴分发，痈为肉脉阳分起。从病因上几乎包含中医的内因、外因、不内外因，总以气血凝结、火毒大盛病机所致。

外科诊疗手段有别于内科，临床中另有一套方式、方法。例如，对虚人痈疽用内托治法，认为疮口不合，为气血虚所致，宜以大补气血、调和营卫为君，祛寇为佐，加以辛香，行其瘀滞，加以温热，御其风寒……因此治痈疽之方，有消发诸热毒，与内消、外透脓、内托祛腐生肌、代刀及麻药等手段与方药。对于严重的痈疽证，内服与外用兼治的汤、膏、丹、丸、散非常必要。仙方活命饮、内消散、透脓散、托里消毒散等是常用的内服药，而如意金黄散、红升丹、白降丹是有名的外用成药。

在疮疡治疗中也常分不同部位辨治，并非千篇一律。不同痈疽的发病状态、程序上也不同。如侵脑疽是湿火犯太阳膀胱经。"初起宜服荆防败毒散汗之，次服内疏黄连汤下之，将溃服托里透脓汤，已溃服托里排脓汤，外贴琥珀膏，围敷冲和膏"。

又如鹤膝风，认为属风、寒、湿邪乘虚而入。"俱宜服五积散汗之，次服万灵丹温散之，外敷回阳玉龙膏，常服换骨丹或蚺祁丸……日久不消……宜服独活寄生汤，或大防风汤补而温之，痛甚加乳香，溃后时出白浆，浮皮虽腐，肿痛仍前……只宜芙蓉叶、菊花叶各五钱，研末，大麦米饭均贴之"。这也是在疾病不同阶段使用外透、内消、内外兼治等多元方法进行程序化治疗的表现。

此处尚载一奇方保安万灵丹，治疗痈疽疔毒、对口发颐、风寒湿痹、湿痰流注、附骨阴疽、鹤膝风、口眼歪斜、半身不遂、遍身走痛、步履艰辛、偏坠疝气、偏正头痛、破伤风牙关紧闭，认为"疮疡起于营卫不调，气血凝滞，始生痈肿。此药能专发散，又能顺气搜风，通行经络，所谓结者开之也"。提示风寒湿毒痹阻经隧，营卫壅阻，留于肉脉或为痈疽，留于筋骨或为鹤膝风，或留于脑络与经脉，发为口眼歪斜、半身不遂等。方以荆、防、麻、辛、川草乌祛风散寒，以羌活、苍术燥内外湿，归、芎、首乌行血，天麻定风，全蝎入络搜风，甘草调和诸药，为末蜜丸，热酒化服，久病从缓图治之意。这是典型的异病同治的方剂，与前述疮疡不同阶段不同治疗的同病异治成鲜明对照。但异病同治不是全部相同的，不同的病，如中风偏瘫与鹤膝风，附骨阴疽与偏坠疝气岂会全部疗程一样呢？疗效必也不尽相同。在辨病选方相同的基础上，仍会依据不同时段、病情、病程、病机变化辨治。

可见，与内科以脏腑三阴三阳等病位辨治不同，外科因病位在皮肤、筋骨、脉肉，以结者开之为方向，以顺气搜风、通行经络气血、内消外透、解毒祛风散邪为要，并结合机体气血阴阳虚实状态，加以调治。

中医治疗痈疽显然不是靠大剂清热解毒，而是小剂量外透、内消、活血散气、通络排毒的方法取胜。但清热解毒还是必须要的。我们学习中医对痈疽的治疗，对肿瘤的治疗颇有启发。例如可用治疗大麻风的方来治疗银屑病，收效颇佳。

外科皮肤疮疡难寻前因，辨证时主要依据现状进行程序化治疗，内消外透，多种手段联合使用。

2. 妇科

妇科因生理特点不同而产生经带胎产不同的证治。在调经时陈修园说"妇人病，四物良"，强调调血。而和尚寺的调经秘方主张理气健脾消积、化痰行气，强调气血相关的逆向辨证思维。在临床上治疗妇科病抓住"好善怀，每多忧郁"，多从疏肝着眼，是常态思维。说明按妇女生理特点及其体质作为病机关键是妇科临床思维的一大特点。也就是说，在天人相应的大视野下，抓住妇女生理体质的内在特点，就是妇科疾病的临床思维要点。

3. 儿科

小儿是稚阳之体，《颅囟经》用柴胡饮子治小儿行迟或骨蒸劳热，用柴胡、升麻升发阳气除邪，鳖甲、知母平肝散积热，桔梗、枳壳升肺胃、降气机，玄参护阴，从肝胃论治，并不用补，颇有启发。小儿问诊尤难，万氏对小儿发热主张从望诊入手：面赤用平肝凉热，面黄用胃苓汤和胃，便闭发热用通下，瘦弱者调脾胃，惊风者用导赤散之类，而生理发育过程的变蒸发热，则用推拿徐徐退去。运用望诊、闻诊，从小儿生理特点出发，将被常见方证与五脏辨证相联系，是儿科临床思维的一大特色。

4. 眼科

眼科为病，赤眼外障属风热血郁，用金液汤主之，轻剂取胜，可谓提掣纲领，然加减用药，与内科稍有不同：如泪多加细辛、菊花，肿胀加葶苈子，翳膜者加木贼草、白蒺藜，大眦红加栀子，小眦红加远志、酸枣仁。内障用六味地黄丸补肾，为持久取效，可加柴胡、五味、当归、生地黄、枸杞子、菊花。这些专科辨证用药的经验总结十分可贵，即使不是专攻眼科的内科医生，掌握这些简明扼要的专科特点，再临证发挥，运用临床思维辨治眼科疾病也可效如浮鼓。眼科与内科疾病都分内外因致病，但有相同的证治，也有不相同的证治，这是局部与整体的关系。既要注意人整体的失调，也要重视眼局部的病理特征，临床思维由此同中存异了。

5. 土方

总体上说，《串雅》内外编基本上是民间各类有效偏方的汇集与经验总结，其理论与临床思维尚不明晰，一般来说，常以病方相对或证方相对的形式出现。应用时以药测证，并在验证中把临床思维推陈出新，有可能获得意想不到的结果。《串雅》提出顶、串、截的治法。顶与串，与《素问·阴阳应象大论》所说"其高者因而越之，其下者引而竭之"宗旨是一样的，因势利导；而截法是把疾病截断，则是实践中提炼出的新想法。

"医者意也"，意入玄微，强调辨证思维深入细微，是正确的；但在强调发散思维的同时，不宜滑向随缘占卜的缺乏医药认知的深渊。

6. 外治

病变在外肌肤、经筋、络脉或易于从外治而解之内、儿、妇科疾病，治疗上采用外治法比内服药更便捷。外治法适应证的选择古今可能不同，但掌握外治医疗理论与技巧，为我所用，是现代临床思维的补充。

从理论上说内治外治医理相通，但医疗技巧仍有不同之处。外治重视气血通、邪气散，即以补为目的，用药常佐辛窜通透药以入肤通络。部位上取鼻嚏，胸取心口，背、腹取脐与命门，下取坐药及足心等。并认为，外治可通六经而致周身。寒热调适，虚实于通中邪去正安是其特色。在天人相应的大视野下，人生命机体是一个开放的自稳态系统，通过外治对皮肤气血的调治，也必能影响机体外邪的疏散、内结气血的疏通，从而达到治疗的目的。当然从中医传统经验上说，上取鼻嚏，胸取心口及腹、背取脐与命门穴，下取坐药及足心等是外治法的门户。

7. 针灸

古代几乎所有的内外病均可针灸治疗。病证不同，病位不同，尤其体质不同，治疗方法就不同。或循常规正治，或出奇制胜，均需有谋略，兼顾局部、邻近、远端的整体治疗。对远端取穴而言，上从下取，下从上取，左取右，右取左，更是充满智慧的中医原创临床思维方法。

综上所述，古代临床注重分科，有不同的生理特点与体质倾向，就有不同的证治；不同躯体部分病变，就有不同的取舍与对应治疗。在天人相应的大视野下，必须重视整体与局部、大环境与小环境的关系，不同时段侧重点不同，或作程序化治疗，或兼容治疗等。而"医者意也"一是指在医药认知的框架下意入玄微、细思巧辨进行治疗，二是因势利导，尝试以创新思维对疾病进行扭转截断的治疗，而不是陷入夸张的哲学泛化思维中去。

第五节　隋唐至现代主要学术思想发展的思维沿革

一、隋唐至清代主要学术思想发展的思维沿革

自东汉末年张仲景之后，隋·巢元方《诸病源候论》系统地收集了魏晋以后的医疗经验，包括了内、外、妇、儿、五官各科疾病的病因病理与症状。唐·孙思邈的《备急千金要方》《千金翼方》影响很大，其中既收入了《伤寒论》《金匮要略》主要内容，又收入了不少《小品方》等从汉至唐的大量医

方，内容包括内、外、妇、儿、五官、外伤、疮疡、痔瘘、针灸、食疗、养生等各科，均沿用《金匮要略》之法，按脏腑归类论述脏腑生理、病理、诊断和治法。此书以"方"名书，但主张"临事制宜""随症增减""不假增损，其弊万端"，既有专病专方，又主张综合治疗。宋·钱乙《小儿药证直诀》是儿科专著，除辨证用方药外，重视五脏所主、五脏病及相胜轻重、杂病及儿科特有证治。

金元时期史上有河间派与易水派之分。金·刘完素是河间派开山之祖，以五运六气概括病机十九条，如《素问玄机原病式》所云"识病之法，以其病气归于五运六气之化，明可见也"。他的《伤寒直格》把十天干、十二地支与脏腑经络配合，以手足经络配天地四时，十二地支应六气三阴三阳，五运应五脏主病等，这些都是天人相应在医学上的应用。他还发挥了火热病的证治。他的第三代传人朱震亨在此基础上提出"阳常有余，阴常不足"，开滋阴派先河。金·张子和宗刘完素之法，善用汗、吐、下三法，从六气分证，倡"三消当从火断"之说，以祛邪安正立论治病。

易水派始祖金·张元素著述《医学启源》，以中医思维源流作主线，上卷列天、地、六经藏象图（包括三阴三阳、五脏六腑、十二经络、藏象等内容），中卷列五运六气主病方治，下卷列药物四气五味、升降浮沉、归经、脏气法时、补泻等，使读者较正确地认知中医理论思维的源流概貌，并以此为教材成功培养了一代名医李杲。李杲著《脾胃论》，以天人相应观作主线，发挥阐述脾胃四季运气衰旺的脏气用药及各种疾病的证治方药，并在该书中提出了两种思维方式：一是在清暑益气汤之后，随四时加减用药法，即此方不专为暑季而设，饮食劳倦伤脾胃并湿热均可加减用药，"如心下痞胀加五倍子、白芍、砂仁；如天寒，少加干姜、肉桂……如冬月，不加黄连，少入丁香、藿香叶……如秋月气涩滞，食不下，更加槟榔、草豆蔻、砂仁……如春月，食不下，亦用青皮少，陈皮多，更加风药以退外寒所遏……"另一种思维方式是在缓脉之上再辨五季邪脉，选方主治。如表2-4所示。

表 2–4　凭脉辨证选方

脾胃（右关所主其缓）如得

- 弦脉：风邪所伤，甘草芍药汤、黄芪建中汤之类，或甘酸之剂皆可用之
- 洪脉：热邪所伤，三黄丸、泻黄散、调胃承气汤或甘寒之剂皆可用之
- 缓脉：本经太过，湿邪所伤，平胃散加白术、茯苓，五苓散或除湿之剂皆可用之
- 涩脉：燥热所伤，异功散加当归，四君子汤加熟地或甘温甘润之剂皆可用之
- 沉细脉：寒邪所伤，益黄散、养胃丸、理中汤，如寒甚加附子或甘温之剂皆可用之

这些都是凭脉辨脏、分四时选方的思路，也是象数思维在临床应用的体现，更是"法于阴阳，和于术数"的防治思想方法论的反映。张元素易水学派传承者众多，如李杲、罗天益、张景岳、薛立斋、赵献可等，影响较为深远。明·赵献可《医贯》受阴阳太极学说的启发，提出人生命元阴元阳的肾脏学说，是对藏象学说进一步的创新发展。

清·王清任著《医林改错》开宗明义地说"非治病全书，乃记脏腑之书也"，撇开传统理论思维，重新认识人体解剖。在人体解剖的实践中，他观察到活人的血与死人的血的差异，感悟到血在活人身上流动的重要性，从而重点强调活血化瘀的证治，提出"治病之要诀，在明白气血，无论外感内伤……所伤无非气血"。这是继张仲景之后，建立活血化瘀之法改善循环的新的里程碑。他用实践检验自己的理论，"必须亲治其症，屡验方法，万无一失，方可传与后人"，立下很多令人耳目一新传世医方。他主张不同部位的瘀血用方不同，如通窍活血、补阳还五、膈下逐瘀等不一而足。他强调一方多服，甚至"二十付""三十付"，或者两方交替服，是治瘀证顽疾的要点，为中医学术的发展作出自己的贡献。

历代医籍，有些是汇总当时医药成就的病证方药，有些是医经释难，有些是学说创新，有些是便于医者习用的摘要大全。以清代为例，陈梦雷等《古代图书集成医部全录》是总结清以前的医学全书。《医宗金鉴》是皇家把医学知识编写成歌括，成为便于诵读的"统编教材"。清·陈修图《医学三字经》是普及读物，而《医学实在易》、王旭高《医学雏言》、钱天乐等《医学传心录》则是便于医师学习应用证治的简约书。《医学传心录》是一本师传式简约书，在其《病因赋》中指出："夫百病之生也，各有其因，因有所感，则显其症。症者病之标，因者病之本。故《内经》有曰：'知标本者，万举万

当。不知标本，是谓妄行。'"这就基本阐明了因、症、病及标本的关系，非常难能可贵。

综上所述，继承前人的理论思维，在新的历史条件环境下，包括当时政治经济环境、气候自然环境及不同疾病医疗环境，历代医家不断进行学术创新，在实践中总结发展，是中医药学术思想不断进步的必然途径。

二、现代临床思维动态举隅

（一）象数思维的医学整理与发掘

国医大师夏桂成发现生殖功能的正常依赖规律的月经周期，并提出"经间期学说"。将月经周期演变与阴阳消长转化的运动变化联系起来，对女性周期调控提出以"心（脑）—肾—子宫生殖轴"为中心的圆运动观点，创立了调整月经周期节律法，发现阴阳消长转化运动存在着"7.5.3"奇数律。夏氏认为，血固然重要，阴精更重要。养阴必须与经后初、中、末三个时期相结合，又必须与"7.5.3"奇数律相结合。促进阴精卵成熟，用归芍地黄汤（当归、白芍、山药、山萸肉、熟地黄、牡丹皮、茯苓、泽泻），药剂数按"7.5.3"奇数律定；经间排卵期，首重活血通络，以促局部冲、任、厥阴、少阴四经血气活动，形成氤氲状态，排出精卵，用夏氏促排卵汤（当归、丹参、赤芍、泽兰、红花、茺蔚子、香附）；经前期阳长阴消是主要特点，治疗以助阳为主，用右归丸、毓麟珠等加减，常用鹿角片、菟丝子、巴戟天、续断等。

现代学者仝小林教授首倡方药量效研究，提出传统上制方大小定用量，处方剂型定用量，因药性、药效施量，因配伍施量，因服药反应施量，因服药法施量等。并概括为下述几句话：

辨治理法方药量，药量精准处方成。大小缓急定方量，丸散汤荡分剂型。煮散汤剂减一半，丸散十分之一成。经方十五危急证，慢病九克即管用。预防调整治未病，一两三克即相应。随证施量基本策，用量调整看反应。效毒确定最佳量，个体治疗最高明。一病有一治疗窗，异病同治量不同。

总之，仝小林教授的量效研究是卓有成效的，这也是象数思维在医学领域很重要的一方面。另外，药方按此比率计量则是值得关注的一方面。它保证了方药的比率，就保证了成分配伍比例的优化及药效。比如，当前日本皇汉医学中仍通行的各种方药冲剂，如小柴胡冲剂、小青龙冲剂等，每剂剂量仅数克，但在日本仍通行，估计也仍有一定效果。

孙桂芝教授常用蜂房治疗乳腺癌、卵巢癌、肺癌等，认为蜂房外形如盖，中空多窍，形与肺脏、乳腺、卵巢等相似或相近，故可"取象比类"，将蜂房用于治疗上述各类癌症。同时，将蜂房与生蒲黄配合，可活血消肿、解毒排脓、祛腐生肌，用于治疗各种溃疡、肿毒。据一些药理研究，蜂房有抗肿瘤、促进癌细胞凋亡等作用，也有杀虫止痒作用。也有人参考《太平圣惠方》用补益桑黄丸治疗瘤疾，桑黄是桑树的寄生菌，顺此思路，槐耳、云芝、猪苓、土茯苓等植物之瘤治人之瘤值得探讨。国医大师颜德馨受父亲颜亦鲁启迪，从取象比类思维出发，尝试用雄黄治疗各型急性白血病，能降低白细胞，对红细胞和血小板无影响，结合化疗能协同作用，同时也可作维持缓解期的药物，并把雄黄制剂成 0.5 克 / 粒胶囊作治疗用。

（二）"旧证"对"新病"的活用

现代病人常把西医的诊疗结果摆在中医师桌面上来，也在促使现代中医运用象数思维与医学理论探求解决疾病。首先是"旧证"对"新病"的活用。如蔡瑞康氏用甘草制剂甘利欣治疗湿疹皮炎；血宝胶囊治白癜风；大黄䗪虫丸配合梅花点舌丹治囊性疾疮。马玉琛氏用迎香穴治房颤。朱逸颖氏用小儿琥珀猴枣散治老人发热。储水鑫氏用蜈蚣、淫羊藿治阳痿。刘小平氏引申葛根解肌为"起阴气""生则破血"，用于治疗冠心病、高血压等，并用大剂治输尿管绞痛，甚至痛经，均从解痉而来。李玉奇教授引申舌诊与胃镜下胃的望诊，总结遣方用药的规律与思路，特意用相反相畏之药配伍治瘤疾。贺丰杰教授从地龙杀精悟到借以杀滴虫，香料防霉悟到丁香抗念珠菌等。这些都是在实践中发现"新病"的病因病机并活用"旧方"而取得的进展。

（三）深化病因病机认知，创新疗效

广东国医大师禤国维从毒论治皮肤病，自拟"皮肤解毒汤"，由乌梅、莪术、土茯苓、紫草、苏叶、防风、徐长卿、甘草组成。全方关键在解除外邪之毒与内蕴之毒，并据病邪轻重加减即可。国医大师李佃贵倡导从祛除浊毒论治若干消化系统疾病。如通过截断浊毒的生成以化浊解毒。①以健脾除湿解毒，用参、术、苓、芪、扁等药；②以芳香辟浊解毒，用藿香、佩兰、砂仁、蔻仁等；③以清热化浊解毒，用黄连、黄芩、黄柏、栀子、龙胆草等；

④以祛痰涤浊解毒，用瓜蒌、半夏、黄芩等；⑤以攻毒散浊化毒，以毒攻毒，用全蝎、水蛭、蜈蚣、白花蛇舌草、半边莲、半枝莲、绞股蓝等。若是肝硬化，自拟化浊解毒软肝方：茵陈15g，垂盆草12g，田基黄12g，龙胆草12g，当归15g，香附15g，川芎9g，白术15g，茯苓12g，佛手15g，香橼15g，鳖甲15g，龟甲15g，虎杖15g，泽泻12g，炮穿山甲（他药代）9g。随证增减。而张杰教授稍有不同，从虚、毒、瘀论治肝硬化，自拟软肝煎加减：黄芪30g，党参20g，丹参30g，三七参10g，当归15g，生地黄15g，枸杞子30g，茵陈20g，炒栀子15g，垂盆草30g，白花蛇舌草30g。水煎分三次服。

姚高升教授从虚、热、瘀、毒论治系统性红斑狼疮。虚用补中益气汤，重用黄芪；热用青蒿、鳖甲消瘀毒；针对病理产物用桃仁20g，红花12g，蒲黄12g，五灵脂12g，乳香3g，没药3g，鸡血藤30g，白芥子12g，甚或用雷公藤15g。沈舒文教授提出痹证当辨经、络、骨。藤走经，而虫走络，辛热止痛释寒凝，关节肿大消痰瘀，骨损变形温督阳。藤走经，用络石藤、忍冬藤、海风藤之属；久痛入络用虫类药，如蜈蚣、白花蛇、地鳖虫之属；痛剧寒凝用制川乌、制草乌、附子等辛热之药；关节肿大用制南星、白芥子、威灵仙、地鳖虫等消痰化瘀；骨损变形用巴戟天、鹿角、桑寄生等温督阳，或佐通络的地鳖虫、蜈蚣、刘寄奴等。其中，配地鳖虫化瘀消肿、散关节囊凝滞之物有良效。国医大师朱良春倡导攻补兼施，善用虫类药治疗肿瘤及各种顽疾。如莪术、水蛭、蜈蚣、壁虎、䗪虫、干蟾皮、蛇蜕、蜂房、全蝎、半枝莲等。裴永清教授指出很多顽疾如脑梗、神经血管病、各种结节、肌瘤在治疗中配用抵当汤会明显提高疗效。如甲状腺结节、乳腺增生、子宫肌瘤用逍遥散、消瘤丸等配合抵当汤，疗效显著。均是用虫类药活络的宝贵经验。综上所述，经过近几十年的实践，现代中医诊疗认知在不断深化提高，不断创新"旧证"对"新病"的活用，对病因病机的认识探讨更深入，从而提高了疗效。

（四）西医方法研究中医之证与药

马玉宝氏提出"证"的研究思路：组织胚胎学家们无法解释受精卵最初为什么形成了12个细胞而不是16个或其他，这12个细胞恰恰形成了12个经络群组。对各个经络群组功能活动外在表象的研究可揭示十二经"证"的本质内涵。

沈自尹氏指出：肾阳虚的物质基础是甲状腺激素促进能量代谢的氧化磷酸化过程；淫羊藿总酮（EF）对大鼠有抗衰都比作用；干细胞有"藏精"的特性；EF 激活肾上腺皮质干细胞增殖和迁移，从而促进肾上腺皮质再生，能显著促进神经干细胞增殖，提供为干细胞增殖分化的有利微环境。牟洪氏指出：糖尿病新生血管生长因子作用易新生血管致眼底出血，可用活血化瘀治疗。祁宝玉氏说：《张氏医通·七窍门》称"视瞳神深处，有气一道，隐隐袅袅而动"，现代检查不仅可以确诊眼底出血，连出血的程度和部位都可以发现，整体辨证用归脾汤治疗，结合眼底出血量和色泽新旧的变化用止血药，治疗更加细致。

三、小结

综上所述，现代医家结合新的诊疗手段，运用象数思维，在医学上进行发掘整理，在实践中不断探索深化对病因病机的认识，创新治疗方法，符合"法于阴阳，和于术数"的防治思想，显著提高了疗效，取得了同以往相比非常巨大进步。现代医家既借鉴了历代医家的学术成就，又参考现代医学的各种诊疗知识，运用中医理论及其象思维泛化吸收认知它，对诸多顽疾提出浊、毒、痰、瘀、伏邪与虚等新的病因病机认识，更能准确反映现代诸疾的本质。同时，运用现代科学实验研究中医的证与药，取得的成果更令人鼓舞。它首先阐明中医"证"的科学性，由于"证"概念来源于象思维在医学理论上的延伸，故可以说唯象中医学在几个重要节点获得证实，初步阐明了中医学的证"是什么"的问题；又取得了使用三氧化二砷治疗白血病，用青蒿素治疟成功并获得诺贝尔奖等成就，更准确证实中药能治病的"为什么"的问题。

第六节　建设临床思维源流学是提高医疗水平的桥梁

近年，人们日渐意识到要较快提高青年才俊的医疗水平，宜先提高他们的临床思维能力。因此，建设新的临床思维学科就提到桌面上来。整理中医临床思维学的源流概貌，是提高医疗水平的核心内容。

一、中医原创临床思维的特色

常有人说阴阳五行是中医特色，其实阴阳五行学说的核心来源于河图、洛书。"河出图，洛出书，圣人则之"，河洛的最大特色是"以图示数，以数寓象"，就是象数思维。阴阳象数、五行象数都是象数思维，阴阳五行学说是中华民族原创的概念与理论，用以概括天地自然的常态规律。《素问·五运行大论》说"黄帝坐明堂，始正天纲，观临八极，考建五常"，就说明阴阳五行学说是考察建立起来的概念与理论，并以此作为思维坐标观察人与天地的关系，即发现"天地阴阳，合之于人"。以阴阳五行作思维框架观察人与自然的关系，便产生中医外感病、六经辨证、五脏六腑等理论架构，并进一步提出"法于阴阳，和于术数"的防治思想方法论，从而就确定了象数思维在医学上的应用原则。《素问·气交变大论》又进而提出"善言天者，必应于人；善言古者，必验于今"的以实践为第一的验证医学的观念。所以中医临床思维是道的理论与术的经验相结合的结晶。例如，"日咳心肝火，夜咳肺家寒"的医学谚语主要来源于象数思维的"道"的理论指导；而"治风先治血，血行风自灭"主要来源于临床实践总结出的"术"的理论启发。两种方法均可应用，甚至还可以大处从理论获启发，细处从古今临床经验的活用中落实。

二、临床思维模式、特色及思维源流学

学经典、做临床是当前提高医疗水平的共识。笔者认为临床经典《伤寒杂病论》的基本临床思维模式可概括为"诊病审因，辨证察机，随机选方，无方立法，对症用药"五句话。诊断疾病，首先应追寻病因，而辨证的重点是察病机、抓主症、辨主证、而伏所主。常见者，主症先现；危重者，主症最急；复杂者，主症易解。主证选方应随机运用，《伤寒论》辨证时，不少是方证相对的，如柴胡证、桂枝证，故《伤寒论》辨证即定方，有时看不清者则序贯试方、无方立法、对症用药，特殊的病也可以辨病选方。叶天士的临床思维更显灵活，多无成方，故辨证时每每审因机传变，知常达变，因机症药与因机法药的推演思维共存，这可能与他著述的是急性热病者多有关系。

历代各专科有不同的生理与证治特点。例如，外科认为疮疡是内外因夹

明中医之桥
——临床思维源流学说

杂所致,须从内消、外透、祛腐、生肌、止痛等方面着手,从疏邪、通络、搜风、活血着眼。妇科特殊的生理特点产生胎前、产后、经带证治的认知。《傅青主女科》产后使用生化汤为人们所熟知,大便不通也可用此方加减(即去炮姜,加麻仁)则少有人知,说明用当归、川芎、桃仁等活血,能调整产后特殊生理体质倾向引发的各类疾病。又如使用保产无忧给孕妇保胎,这些都说明以某种生理体质倾向作病机证方的判断,也是一种有效的临床思维方法。眼疾分为内障、外障两大类。外治法与内治法相通,但以气血通、邪气散即是补。常用部位则另有考究。提示我们相似的病因、不同的生理特点会有不同的病机,方药差异也大。古代几乎所有的内外病证均可针灸治疗。病证不同、病位不同、体质不同,治疗方法也不同。或循常规正治,或出奇制胜,均有谋略,兼顾局部、邻近、远端进行整体治疗。特别是对远端取穴而言,上从下取、下从上取、左取右、右取左,更是充满智慧与灵活性的中医原创临床思维方法。总之,中医临床思维注重不同分科,有不完全相同的生理特点与体质倾向,不同躯体部分、时间段的病变,就有不完全相同的证治。必须重视局部与整体、大环境与小环境的关系,或作程序化治疗,或兼容治疗。

一般来说,辨病选方是针对某一疾病全过程基本矛盾的,因机证方是针对疾病某一阶段的主要矛盾的,对症用药是针对疾病的某一个或几个简易矛盾交叉在一起的功能失调。人类疾病的矛盾多样性决定了需要不同临床思维作解决办法。作为基本临床思维,三者都不应被遗忘与偏废,而要综合起来加以考虑,彼此互为纲目。辨证与辨病的争论来源于疾病的不同矛盾,不同的性质。直接消除病"因"的治疗是除"病",针对病机的治疗是治"证",针对局部功能失调的治疗是对症下药。

从总体上说,要领悟中医原创思维及其原理,就要对经典临床思维进行反复深入的研究学习,了解古代分科临床思维特点与各家学说要点,了解辨证论治形成的历史进程,了解历代学术争鸣带来的进步意义,跟进现代医学思维、经验与动态,厘清拓展临床思维的门径,对中医学思维源流进行系统全面学习,这是建设临床思维源流学的核心内容。

三、讨论原创思维与建设临床思维源流学的意义

前贤曾指出取象比类法是中医学的原创思维。取象来源于《易经》"观物取象"，及《周易·系辞上》"圣人立象以尽意"。取象是从物象到物象的过程，意象的提取是对主体内容从可感知形象到情感活动等的概括，所以取象是从具象到抽象的概括过程，从直觉思维出发以箴言形式直取概念本质，乃至推测未来变化。比类可见于《素问·示从容论》"夫圣人之治病，循法守度，援物比类"，《素问·疏五过论》"善为脉者，必以比类奇恒"。远取诸物，近取诸身，均可比类。从外在形象、征象及天象、物象中悟出人体生命活动的生理病理之象，或从舌象、脉象变化诊察到藏象的变化，取象比类法是中医象思维泛化的体现。这对现代临床仍会有启发作用，但不足充分概括与认知现代中医临床思维。

用辨证论治、理法方药概括临床思想是对的，但近几十年的实践证明它仍有些粗糙，不够全面和深入，不能完全适应现代临床思维发展的需求。过去还没有人系统地探讨过中医原创思维及至临床思维的源流，传统上也没有中医临床思维学，由此导致以"法于阴阳，和于术数"作为防治思想在认知与发挥上存在不平衡、不充分的问题。对此防治思想在医学理论上不断加以延伸，在临床验证中继续探究，应是提高临床思维的大方向。

"不平衡"主要是指忽略对数的认知，《素问·气穴论》说"真数开人意"，数的启迪作用是不容忽视的。它在医学理论上的延伸主要是时空观在临床思维上的反映：如病因、发病季节、环境诱发因素、证候出现时间、病位与转归的预判、治疗与用药的时间、作用部位、剂量大小、给药方式与途径，甚至中药炮制的时令、方式等均牵涉到此范畴。《伤寒论》三阴三阳辨病的意义如明病因、知势位、识病传、病愈日、欲解时等均在此范畴之中。

临床经典是"法于阴阳，和于术数"的典范，"不充分"首先是指不能反复深透地学习临床经典，认真参透它的临床思维的理论导向，对病、证、症的辨治途径，在悟性中对治方进行发挥创新。临床经典是中医药大厦的基石，根植于生命机能的架构，其学习过程不可能一蹴而就，必须反复地在临床应用中学习，学用结合。

二是指对古代分科临床思维、各家学说、地方流派、民间验方学习与验

证的不充分，这些都是理论思维与医疗实践的千年总结。各家学说是产生在不同的历史环境的较成熟的学术成就。地方流派是不同地理环境下治病成功经验提升至理论的创新特色思维总结。人的精力有限，难以强求全面，因此对这一点的学习不同岗位环境的医生也会因时、因地、因人、因专业分工不同进行选修。在选修学习中还必须具备去粗取精、去伪存真、由此及彼、由表及里的现代消化功夫。

三是不能熟练掌握中医临床思维学的主要方法，借鉴现代医家思维经验，对现代医学的诊疗方法用中医象思维加以延伸进行创新实践。例如，有些学者受蝉蜕治皮肤病、地龙治静脉内疾的取象比类思维的启发，参考《宋·太平圣惠方》用桑黄（桑树的寄生菌）治疗瘤疾，然后顺此思路研究用槐耳、云芝、猪苓、土茯苓等植物之"瘤"治人之瘤。运用取象比类思维方法，把西医的诊断作中医思维的显微镜、预后的望远镜，具有挑战性，也具有辉煌的前景。

现代的医学科学工作者对于象思维的疑惑，来源于它的哲学概念的不确定性，其实应把注意力集中在它在医学上的意义与应用。当年科学家钱学森提出唯象中医学，就是希望先解决中医是什么的问题，再探求为什么的问题。深刻领悟古人原创思维的内涵，不仅能将其解释成让现代人普遍易于接受的理论，最主要是能提供一种临床思维学认知方法，给今后从事医学的青年人以思维启迪，从而提升医疗水平。

综上所述，从原创的性质来说，**天人相应是古人观察客观世界做出的原创结论，医学上的阴阳五行学说是原创概念与思维理论。象数思维是针对上述发现与应用的思维方法论。"法于阴阳，和于术数"的防治思想方法论就是象数思维在医学上应用的原创理论。**临床有效经验的总结是应用中具体细致的原创思维成果。上述四方面在医学理论中进行延伸发展，在医疗实践中进行数千年的积淀，形成了洋洋数万卷的中医特色伟大医学宝库。在上述这几方面当中，《伤寒杂病论》的临床验证历史已确认了它作为中医临床治疗的基本模式、基础方治的地位。辨证论治各"辨证提纲"来源于不同致病动因导致不同的生理体系应对而产生的不同架构差异。古代分科临床思维源于人体特定部位、特定生理或特定体质用特定的诊疗方法。历代各家学说及现代实践进展则是在实践中深化对病因、病机的认识，对证治进行升华，从而创新疗效的进步或跨越。不管多庞杂，只要我们明确了中医临床思维的主干与新枝的关系，胸中有全局观念，原创思维的基因便在其中了。

　　笔者认为，所谓中医特色，就是中医学有原创的理论思维，在几千年的实践验证中不断发展，仍基本遵循着"法于阴阳，和于术数"的防治思想，从而形成医学思维发展的源流，因而可把它称之为临床思维源流学。传承医学理论思维之源，及在数千年的医疗实践中总结创新出的各种具体思维方法，中医的学术水平才能不断发展提高。今天把它整理出来，是为了系统掌握过去的临床思维方法，提高当代的临床思维能力，并创新提高未来的临床思维水平，从而使中医学术诊疗水平获得跨越式发展，这是笔者的初衷。既称源流，当无了期。盼同道共同建设它、发展它，让中医学术生生不息，疗效持续创新提高。学习临床思维源流学，可以学习先哲的思维方式，从中领悟创新出自己的治病方法，提供理论与实践联系的桥梁，这就是学习临床思维源流学的意义。

第三章　中医临床思维拓展门径杂谈

清·章虚谷在《医门棒喝·论景岳书》中最早提出辨证论治一词，之后人们已习惯把它作为概括中医临床思维的方法。新中国成立以后，以方药中教授为代表总结了辨证论治七步议的完整严谨理论，中医相对于西医的思维特色更突出，人们已把它作为中医唯一正确的思维方式，并指出理、法、方、药一线贯通的思维模式。这些认识也被纳入大学教材中。

岳美中教授早年曾提出重视辨证论治与专病专方相结合的观点，但却未被一些后学所重视。经过近几十年的实践，人们发现，中医临床思维从它的历史发展过程来看，存在分病辨证、对病用方、对症用方等多种方式，这些是中医临床辨治思维的基本构件，就像砖瓦与大厦的关系一样，没有砖瓦，辨治大厦就会成空架子，也像道与术的关系一样。但如果这些直接的方证相对、药症相对出现问题时，可以辨治思维方法作指南，再次进行理论思维转换，活用方证相对的方法加以解决。所以"道"与"术"必须相结合，不应该偏废。

另外，由于中医理论玄奥深邃，中医经验方药十分丰富又庞杂，要把它们联系起来应用到临床实践中，有时不易抓到要领，所以除了指出中医临床思维模式的多元性之外，有必要再探讨临床思维学作为新学科的方法大略，对其思维格局进行梳理，与读者共同讨论。但中医临床思维拓展牵涉面也很广，已有的中医理论与临床课程不在此专门讨论，仅对中医理论应用在临床上相关的思维拓展门径做框架性讨论，并在此抛砖引玉。

第一节　复习经典，活用经方

《伤寒论》《金匮要略》及其经方之所以被后人称为经典，是因为它是中医学最早，也是最基本的临床思维架构，故而蕴含着对现代临床重大而深刻的指导价值，能作为临床思维的指南与成功方证的典范，给人以启发。但是，由于其文字"言精而奥，法简而详"，导致学习起来不可能一蹴而就。有人背诵《伤寒论》部分主要条文，固然是个好方法，但是无数经验证明：在临床实践中遇到问题再复习，带着问题复习查阅经典，常会有新的感悟与收获。对经方的运用，也要在实践中体味，发挥创造性，取得新疗效。这一过程，就是年轻医生拓展临床思维获得进步的过程。现仅就临床思维的有关问题阐述。

一、基本临床思维问题

临床思维是张仲景倡导的，那么《伤寒杂病论》的基本临床思维是怎么样的呢？笔者认为：思维的基础是中医疾病发生学，《伤寒论·序》中"人禀五常，以有五脏"集中概括与继承了《内经》的人天观，即人与自然环境是开放沟通而又协调和谐的，人与外环境不协调即患外感病，人的内环境不协调患内伤病等，这是中医疾病发生学的出发点。三阴三阳辨证就是这一思想宗旨的实践与发展。笔者将《伤寒杂病论》的基本临床思维归纳为"诊病审因，辨证察机，随机选方，无方立法，对症用药"五句话。第一句话，诊病审因就是首辨病，求病因，知势位，识病传。《伤寒论》说："伤寒一日，太阳受之，脉若静者，为不传，颇欲吐。若躁烦，脉数急者，为传也。"太阳病的诊断起于外感寒邪，太阳受病是势位，是否传变也看脉症。这在《伤寒论》中比比皆是。《伤寒论》中外感病分三阴三阳辨病，《金匮要略》的内科杂病则是以主症及其病因特点与病位所在的脏腑身形结合，进行命名与分类。如黄疸、胸痹、心痛、消渴、小便不利、惊悸、吐衄、呕吐哕、下利、腹满等是以主症命名，痰饮、瘀血、五脏风寒积聚、寒疝、水气病、中风、历节、血痹、虚劳、肺痿、肺胀等则是以病因特点与脏腑身形结合命名，中医内科基本沿用这类中医病名。这种病名分类突出主症、突出病因与脏腑，诊疗就在中医理论范畴内寻找了。这在科学还不发达的古代容易被医患各方接受。通过病因与主症推断病情发展的势位与传变，思路就顺畅了。用现代的话，就是注意询问与分析病史，对目前的病情判断是第一重要的。

在这里先回顾《伤寒论》传统的辨治思维方式。

在《伤寒论》113方中，大多数条文都列出病因、病程、症状（或病机）、脉候及主治方。这种形式主导了《伤寒杂病论》的论述方法，突出病因、病机、主症与主治方之间的对应关系，阐明不同方剂有不同的适应证，即方证相对才能有效治疗的最原始思路，或称以方中病，而较少直接列举以药治病的形式。这使人联想起《内经》称临床医生为"方士"，而《伤寒论》问世至今，不论辨证论治如何发展，中医生也依然基本上是以方中病的方士。

在所列的方证中加减一两味中药，就是不同的方证了。因此，解剖一方证加减法，最能说明《伤寒论》辨治的一般方式。但在《伤寒论》中，同一方证不同次症有加减法，也许是因同一方证中证的基础较广泛与稳定。而这种"通治方"在大证之下或主证之下又常见不少次症的变化，需要进行加减。《伤寒论》中同一方证加减共有五个方，《金匮要略》共有8个方。通过下述分析可初步领会到：针对病因、病机与主证（或出现症）是组方药对的核心，而次症的增减是用药加减的依据。

表3-1　小青龙汤证

因与机	伤寒表不解			心下有水气		
组方药对	桂3芍3草3			姜3辛3味3		
加减症	干呕、发热、咳	渴	利	噎	小便不利小腹满	喘
加药	麻黄、半夏	天花粉	芫花	熟附子	茯苓	杏仁

析：小青龙汤的病因病机应是伤寒有表证，内有停饮、水气，因此组方药对是桂枝、芍药、甘草解表，干姜、细辛、五味子化停饮止咳，如果是干呕发热而咳，加麻黄、半夏等。

但在辨病的问题上，现代中医则多了一项选择，就是西医对病的诊断。

有流行一种说法，认为中医讲辨证论治，只要辨证正确就行，有是证，用是药，圆机活法，不必理会西医诊断，这在古代本无可厚非，在现代则是短见与误解，以此宣传则是误导。有些常见病，如感冒发热、急性肠炎腹泻，辨证论治后可参考用小柴胡汤或葛根汤之类，症状好了，病就好了。但若是一个恶性肿瘤的病人，在他患病后出现很多证候，运用中医药治疗能不断缓解证候，改善生活质量，然而基本上未能遏止肿瘤的恶化，直至病亡。若以为症状好了就治好了，不及时做必要的西医检查，从而发现是癌肿，就会麻痹自己，贻误了病人的诊治。假若一个乙肝大三阳或2型糖尿病患者，或隐匿性肾炎患者，可能无任何症状或不适可辨，患者却要求我们为之根治疾病。这时又如何圆机活法、辨证论治呢？这些都提示我们，时代在呼唤现代中医与时俱进，既要辨证，更要辨病，包括西医的病，弘扬仲景学术的正确思想，才能更有效地为临床工作服务。

因此，笔者认为，现代用经方与古代用经方的临床思维方式原则是一致的，但应有所发展变化。一是基本临床思维原则不变，而思维方法活跃了、发展了；二是现代临床多了西医辨病、中医辨证这一事实，西医辨病对中医辨证的临床思维有什么影响？这都是我们研讨经方活用的人应注意总结与探讨的问题。

二、活用经方的基本临床思维

《伤寒论》问世后，后人提出了很多诊疗规范。六经辨证，以经络脏腑辨病证为第一，尤在泾《伤寒贯珠集》则以治法规范选方。柯琴《伤寒来苏集》第一个以方证为纲，提示方证相对即用经方。近代曹颖甫《经方实验录》是中国第一本经方验案专著，所录病例，方证相对，以单经方为主，而悟证用方之处，确独具卓识。近代日本人汤本求真的《皇汉医学》也是方证相对于前、经方验案在后之作。其在悟证用方上，掺杂日本人的"气、血、水"三因病理及参考西医的某些诊断。在当时的历史条件下，曾起到一定的积极作用。

中华人民共和国成立后，中医医案日渐受到重视，学习经典著作的同时也更重视临床运用，活用经方的中医基本临床思维值得在此复习。

陈瑞春教授指出：精辨病机，拓宽运用范围；合论病证，规范运用法度；深究方规，增强运用活力；化裁古方，提高运用效益。柯雪帆教授提醒：活用经方一要注意治疗大法的原则性，二是具体治法的灵活性，三是药物剂量的复杂性，四是药物制剂与给药途径的多样性，同时更要重视仲景药对的选用。周衡教授指出：在活用经方治疗复杂的病证时，一要根据原方功效，扩大应用范围；二是善于分解夹杂证，复合经方治疗；三要借鉴效方理法，改用经方治疗；四是改变剂型与给药途径，增强经方疗效；五是关于方证对应的运用中，注意分解夹杂证用复方，掌握相关病机，选择对应方，慎用加减药。梅国强教授最近发表文章指出：拓展经方临床应用的途径，一是突出主证，参以病机；二是谨守病机，不拘证候；三是根据部位，参以病机；四是循其经脉，参以病机；五是斟今酌古，灵活变通；六是厘定证候，重新认识；七是复用经方，便是新法；八是但师其法，不泥其方。李赛美教授通过分析病因病机，指出《伤寒论》的证型特点是寒热对立、寒热相持、寒热错杂、寒热相兼、寒热相格、寒热消长、寒热转化。临证上应注意慢性病可见寒热相兼证，脾胃病多寒热错杂证，危重症可见寒热相格证。经方活用的思路是主证对应法、病机求同法、治法类从法、药理演绎法；活用的模式可以是经方叠加，或经方与时方叠加，或经方与特异药结合法等。

　　笔者个人的临床体会不出上述范畴，仅对六经辨证体会略做补充。六经辨证其实是三阴三阳辨证，阴阳一分为三的原因源于《内经》"以名命气，以气名处"，"气之多少异用也"。意思是说，躯体分布阴阳气多少不同，是它的势与位不同，功能也就不同。太阳、阳明、少阳三阳代表机体直接的适外调节系统。太阳又称三阳、巨阳，即巨大的阳气充盛于外，扩散阳气，主开，代表机体以抗寒调节为中心的一系列脏腑经络外在功能；阳明是聚合阳气于里的势位，代表机体以耐热耐燥调节为中心的另一生理功能；少阳是一阳游离的阳气，代表机体以寒热整合调节为中心的另一部分生理功能。太阴、少阴、厥阴主要是代表机体以津、精、营血储调的内稳态调节系统为中心脏腑经络生理功能。太阴大量的津液输布是阳明之里，支持阳明耐热、燥调节；少阴是神、精、气枢化的关键调节，是支持太阳大量阳气充散于外的抗寒调节的物质基础；厥阴是储调营血运行、支持少阳寒热整合的物质基础。因此，从广义上说三阴三阳都是机体适应外界六气环境的调节系统。根据《素问·阴阳离合论》，机体三阴三阳相表里的关系与势位如图3-1所示。

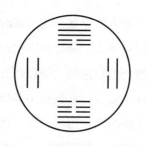

图 3-1　机体躯干横截面图

　　因此，充分理解三阴三阳生理上不同的位、势、用，就容易认识它们的病理变化，活用经方进行治疗。位是经络脏腑的气化阴阳层次所在，这尚易理解。经络部位辨证也广泛被人们理解与运用，阴阳气之势与用是一致的，结合脏腑在这方面的生理功能特点加以认识，就能更具体。例如外感头痛应分辨三阳病证，太阳头痛多以葛根汤为主方；阳明头痛多以白虎汤化裁而成的清胃散为主方；少阳头痛多以小柴胡汤为主方加减。六经作为经络而言，获病均可出现各经的寒热虚实证治，但外感头痛必须分三阳辨治。位与势、用就反映了它不同位、不同势与用的常见生理特点与证候，以及表、清、和三种不同治法了。

　　另外，上述三阴三阳的表里关系，可从它们如下的证治反映出来。太阳是三阳，主开，太阳病受风寒应解表，用麻黄汤、桂枝汤、葛根汤类，其机理是支持它的物质基础，即以少阴之精为主的储调系统，或藏精化气，或积精存神，或积气成精。这些机能都与心、肾脏腑协调功能直接相关。《伤寒论》说："太阳病发汗，汗出不解，其人仍发热，心下悸，头眩，身瞤动，振振欲擗地者，真武汤主之。"太阳病汗出仍发热不解，主用真武汤。这就指出少阴是太阳之里的证治。阳明病是恶热的热实证，白虎汤、承气汤为清热救阴、泻下存阴之方。阳明中寒用吴茱萸汤是特例。若寒困脾阳，进一步引起水湿不行、津液输布失司，必是理中、四逆辈了，这易理解。较难理解是少阳与厥阴相表里的临床证治。《伤寒论》曰："伤寒三日，少阳受之。"都说小柴胡汤是退热良方，但如果病人第 1 天发热就用小柴胡汤多数不灵，这是笔者的体会。第 2 天用药，小柴胡汤加解肌药，第 3 天值少阳期，用之有效。发热 3 天以上，用小柴胡汤疗效较好。小柴胡汤原本是和解少阳、主治寒热往来之方，是通过枢转人体少阳的阳气与津液，和解透邪气而达到整合寒热的调节作用。而这些阳气与津液的来源，就是营血的运化储调。若是营亏、木旺者，气液储备有限，用小柴胡汤非但不能退热，反觉头迫胀痛，故有柴胡劫肝阴之说。每遇此类病人，笔者常合用犀角地黄汤，却不用犀角而用羚羊角滋助厥阴营血，透解少阳邪热，有良好的效果。比如，有些小儿外感发热稍高到39℃就抽搐者，每令父母惶恐不已，用小柴胡汤加葛根之类和解少阳、解肌透表，合用羚羊地黄汤助厥阴营血，往往效如桴鼓。至于《伤寒论》厥阴病提纲的证候是寒遏厥阴、气火郁阻证，也偶见于蛔厥证。厥热胜复的机理应是营卫异循、相火勃发，现代临床上罕见，不在此讨论。

总之，三阴三阳是脏腑经络气化阴阳层次的代表，是适应外环境过程中机体阴阳调燮的另一种表现。换句话说，三阴三阳来源于脏腑经络机能，但它有自身的生理功能、病理变化规律，是客观存在的人体的基本结构，不是虚构的，这也是六经证治体系与经方运用能经历千多年而不衰的原因。

有些中医理论家或用脏腑经络辨证涵盖三阴三阳辨证，或用三阴三阳辨证涵盖脏腑辨证，都公说公有理，婆说婆有理，后学也莫衷一是。但临床上有些问题却令我们深思：笔者曾治一例刘姓患者，58岁，稍有感寒，次日眩晕甚，当地医院头部CT检查为脑瘤，急送神经外科做磁共振复查，其实是小脑梗塞并发脑疝。经穿颅、减压、引流等抢救无效，反渐昏迷、高热、潮式呼吸，家属夜半请予前往诊之，见面潮红、高热，已十多天未解大便，舌红脉弦数，考虑属太阳蓄血证，拟桃仁承气汤原方一剂。凌晨一时服药，晨九时许泻下黑便数次，热退些，潮式呼吸已止。主管西医以为是合并上消化道出血，正要开医嘱，笔者及时加以解释劝阻后改拟血府逐瘀汤两剂，黑便止。病情稳定后转中医病房调治二个月而愈。类似这类病例，是脏腑辨证还是六经辨证呢？是膀胱经病还是膀胱腑病呢？其实，太阳蓄血就是太阳蓄血。临床上诊疗辨治精细准确才是硬道理。三阴三阳辨证与脏腑辨证缺一不可，不可强行统一。

上述各家论述精彩纷呈，各具特色，逐步深入，基本上围绕着这样一个思路：原方功效—主证—病因—病位—病机—分解夹杂证—变用经方—从法不泥方—药对—注意不同剂量及用药法。在这一过程中还提到需要斟古酌今，提高临床运用的适应面，才能适应现代临床医疗的需要，因为现代医疗的水平与需求更高，必须用一切可行的、先进有效的医疗为患者服务才行。这当然需要中医与西医二者的诊疗手段俱备，合二者优势，力挽危难。

第三章 中医临床思维拓展门径杂谈

三、个人运用经方的临床体会

1. 按部循经辨证选古方 这是较传统的六经辨证方法，即根据发病的部位，确立其属何经病，辨别其寒热虚实，选用该经的方剂，笔者称之为"按部循经辨证选古方"。例如笔者曾用小柴胡汤加川芎、菖蒲开窍治少阳证耳聋，用小柴胡汤加泽泻汤治少阳证之眼屎多，用大柴胡汤加薏苡仁、连翘、皂刺治少阳证之耳屏假囊肿者，用五苓散加知柏治疗太阳蓄水夹热证之前列腺炎癃闭，均属这种思路。所加药物，或针对症状，或针对病。

2. 辨证选古方循古训创新意 在辨证选古方时，普遍都懂得只要辨证与古方相吻合，就可以选用古方，亦属于"方证相对"，但此"证"，在临床上的表现症状，已是全部的主症。换句话说，在临症时，对主症或病证，既要运用平时学习古方时悟出的"真谛"，又要创意地运用于临证，迅速建立起"证的新意"与主方的"桥梁"。这种"桥梁"是一种悟性，临证多思考就会有。例如，《金匮要略》论麦门冬汤说："火逆上气，咽喉不利，止逆下气，麦门冬汤主之。"一般认为这是胃阴虚、火逆的方证，而笔者的临床体会，妊娠恶阻用此方加味疗效远胜香砂六君之类，由于妊娠妇女因肝肾精血滋养胎儿而致肾水不足，相火上逆犯胃作呕。鼻咽喉放疗后不能饮食，也属"火逆上气，咽喉不利"，此方最宜，疗效也理想。本人曾治一护士陈某，近3个月工作忙，家事不如意，消瘦了10多斤，咽梗、心悸、汗出，检查确诊为"甲亢"，即来找笔者就诊。因考虑其家事不如意，情志受郁，郁火上逆，咽喉不利，遂拟小柴胡汤合麦门冬汤加桔梗、夏枯草、牡蛎、龙骨等进退加减两个多月。每天或隔天1剂，未用西药，嘱其注意休息，少动怒气。两个多月基本治愈，体重回升近十斤。其后2个月，不时服药巩固，半年后复查痊愈。

3. 古方新用又可着意拓宽方意 运用古方治疗前人未记载或少有记载的疾病，这才叫古方新用，也只有古方新用才给古方新的生命力。但是在运用时就必须有创意，这种创意也常表现在对方药组成功效的新的理解上。笔者曾以大剂芍药甘草汤作基本方（赤芍、白芍各30g，炙甘草、生甘草各10g）加党参、五灵脂、三棱、姜黄、生地黄，治术后20多年的陈旧性腹膜粘连腹痛，数剂即有较显著的效果，主要是从芍草汤治脚挛急、其脚步即伸的仲景方得到启发，它能解痉"舒筋"。对于某狼疮肾蛋白尿患者久治其下焦不效者，用苇茎汤加连翘、白芷，短暂数周显效。而素有多囊肾、肾结石的血尿患者，在久治下焦不效时，用麻杏苡甘汤加茅根、益母草、血余炭数剂而血尿止，都给我们以启发。运用古方要拓宽方意，因书中的方解，只是针对书中的条文的，这就像学校对毕业生的评语一样，虽然正确，但它从不涉及学生的自学、应变、社交、意志力等能力，因而不能对学生在其今后成才与否做出预见。而临床中又有几个是照书生病的病例呢？对古人的条文要有现代临床的理解，古方就更要从它自身的药理及组成中理解其对人身的调节作用，是活血还是祛湿？是祛邪即可安正？这样一例一例的积累经验，才是拓宽方意的途径。

4. 拓宽方意还要渗入新方新药　在拓宽古方方意加以运用的过程中，古方仅是基础，但远远不足以应付现代临床的各种疾病的需要。后世很多理论与方药，比之古方是大大向前补充与发展的，尤其是现代，这种发展更快。没有这种基本认识，便不能正确对待现代临床与古方的关系。因此，在拓宽古方方意运用过程中，如渗入后世方药或现代方药，会大大增强疗效。例如，《金匮要略》说："诸病黄家……假令脉浮，当从汗解之，宜桂枝加黄芪汤主之。"这是桂枝加黄芪汤治黄疸的唯一条文，从现代临床上看，此方治疗阻塞性黄疸或肝性黄疸报道不多。"假令脉浮，当从汗解"，给我们以提示，也许全身性的带"表证"的黄疸为宜。笔者曾治一女孩，8岁，先天性遗传性球形红细胞增多症，溶血性黄疸，肝肋下1.5cm，脾肋下5cm，巩膜轻度黄染，遂用此方加三棱、莪术、花粉、绵陈，共服15剂，黄疸全退。后改用小柴胡汤加减调理。上方用三棱、莪术，是后世治癥瘕的方药，有时癥瘕不退减，黄疸湿困便无出路，这是个人的点滴临床体会。又如一例痛风患者，70岁，因感风寒咳嗽甚而呕吐，并发心绞痛，经住院抢救，心绞痛止，唯尿少、呕吐、少纳、口臭尿味，面白虚浮，舌淡苔白滑，脉弦浮，辨证时仍考虑其从风寒闭肺始，水毒内困不能下行，拟仲景麻杏苡甘汤合导赤散加车前、牛膝、竹茹提壶揭盖，加淡渗引水下行，服药2剂，尿多一半，呕吐止，食纳好转。后并随症加减调理月余终使患者病情缓解，能食、痛已、无呕吐而出院。此证用麻杏苡甘汤既能开表，又能通痹，而导赤散是后世治心经移热之方，取其凉血导水毒困积之热下行，淡渗利水之后，水毒自然缓解。这一类尿毒症的治疗，临床上是颇为棘手的。此例有效，仍属不易，也是古方新方并用，联合发挥作用所致。又笔者曾治一例一周岁半小儿，发现疝气仅数天，发时左睾囊壁入肠气作痛，于是拟金铃子散治肝经气结，加小茴、黄柏辛苦寒温并用行气理疝，然此气消，恐仍需太阳膀胱气化行水，于是合用五苓散，连服9剂，疝气全止，月余后追踪未见复发。古方新药，联合运用，应是毫无疆界可言，方能进一步提高疗效。

5. 新六经辨证思维运用古方 笔者曾经对六经辨证潜心研究多年，认为三阳病主要是以机体的抗寒、耐燥热、寒热整合的调节机能为中心的一系列生理功能失调，三阴病主要是以机体的津、精、血储调的内稳态调节机能为中心的病理改变。以此思路指导临床，有一定的体会，举例如下。

【例一】寒热整合失调案（慢性疲劳综合征）

简某，本院职工，男，40岁。

半年前劳倦之后，复感风邪而感冒，适又逢出差，出差归来后感冒已愈，但周身乏力、肢体酸疼、恶心、睡眠差，尤觉上身躯体恶寒，下肢恶热，烦热。经某医中药调理数月，服用很多西洋参，觉困乏减，就诊西医，拟诊属慢性疲劳综合征，治疗无效。后邀余诊治，诸症如前，舌淡红苔白，脉弦浮。沉思其上觉寒、下觉热，仍是机体的寒热整合作用失调，又细问之，谓每稍感风，上身恶寒即加重，又应夹太阳抗寒调节功能失司，起于太阳，传于少阳，太少合病，用柴胡桂枝汤作基本方温上解表，加知母、黄柏以清下身之热。服药3剂，顿觉上身恶寒减，下肢烦热已，疲劳消减，云虽以前服西洋参不及此方精神。此后又反复出现类似症状，以此方加减近2个月调治，方告痊愈。

【例二】太阴痰湿案（肺癌术后脓胸）

孙某，男，54岁。

原于1991年因右肺癌作右肺切除术。近月来感风受邪，感冒咳嗽又作，咳嗽渐没，低热不退，脓痰甚多，俯身即有，铁锈色，再入某医院外科，经CT检查，拟属脓胸，再行残肺切除，术中见脓胸，残肺铁硬。将其切除及修补好后关闭胸腔。但出乎意料，术后仍发热，脓痰不减，用最新的抗生素治疗也无效。出院诊断：①右肺癌术后肺感染，纤维化萎缩；②右侧胸腔脓胸；③术后瘘管形成。邀余就诊，诉仍低热、脓痰多、困乏、呃逆、少纳，舌淡红剥无苔，尚润，脉弦细无力。余思忖此症起于风邪入太阴化热，津液储调受邪耗灼。痰是津液营血受热灼所化，先拟苇茎汤、葶苈大枣汤合甘桔汤加竹茹、枇杷叶、金银花、连翘、板蓝根，加减10余剂，痰减半，热退些，但困乏仍甚，少纳，舌根已有薄黄苔，仍低热，改用陈夏六君汤健脾化痰，配合小柴胡汤退热，进退10余剂。热全退，脓痰渐止。

【例三】寒热整合失调案

卓某，中学教师，45岁。

感风后发热5天，住院4天，抗感染治疗无效请余会诊，症见寒热往来，高热39℃以上，午后为高，胸膈满闷，无咳嗽，口干不渴，口黏而舌淡，小便黄短，舌红苔黄腻，脉弦。余思忖此症基本符合湿温病的三仁汤症状，但仍是感风寒后寒热整合失调为主导，遂拟小柴胡汤合三仁汤2剂，加金银花、板蓝根。服药1剂，次晨热退，再剂起床。后拟芳香理胃收功。此案如果只是典型三仁汤证，那么必然"午后潮热，状若阴虚，病难速已，名曰湿温"。但此例病人一剂而瘥，说明他的湿热只是兼证而已。

四、西医辨病、中医辨证用经方的基本思路

1. 参考西医发病部位进行辨治 中医亦注意对不同的脏腑经络、四肢百骸进行辨治，但有时候由于症状不典型，证候不明显，辨治就会较困难。假如一个无明显诱因较长期低热的患者，各种症状不明显时，辨治就不易。如果检查出是胆道炎症引起，用小柴胡汤加减治疗就较容易收效，因为胆为少阳经所过。如果检查出是肺结核，小柴胡汤加减治疗就可能行，也可能不行，这也与具体所在肺部患处与少阳经脉所过及证候特点与该方是否合拍有关。

笔者对治疗肾绞痛有点滴的临床体会。肾绞痛为结石移动引起的输尿管梗阻、痉挛、阵发性剧痛，先在腰部，沿输尿管向膀胱或向外生殖器、大腿内侧等处放射。发病急，疼痛发作往往腰痛连腹、腹痛连腰。

小柴胡汤为疏肝利胆、通调三焦、和解少阳之主方，证治与肾绞痛参照：①从部位看，疏肝利胆，"肝经是动则病腰痛不可以俯仰"。②从脏腑功能看，通调三焦。用小柴胡汤加减使上焦得通，津液得下，下焦决渎。又"伤寒阳脉涩，阴脉弦，法当腹中急痛，先与小建中汤；不瘥者，用小柴胡汤主之"。腹中拘急作痛，用小建中汤先行益阴和阳，不见好转，再用小柴胡汤。笔者的理解，腹中急痛一个"急"字，细细品味，用意殊深，尚有发病急、卒暴而起之意，与肾绞痛的发病有相似之处。因此，笔者常借用小柴胡汤加减治疗，有一定功效。

许某，男，60岁，工人。

素来体健耐劳，一日，无明显诱因卒发腰腹剧痛，即来医院急诊，因未发现急腹症，仅作镇痛、抗感染处理，经小便检查及X线摄片证实，诊为左输尿管结石。疼痛不止，时而加剧，已四昼夜，来诊时痛楚不堪，不能入眠，难于饮食，小便不利，大便不行，腹胀，口苦咽干，舌苔黄，脉弦数。

本病属决渎失司，夹阳明腑实，拟方：柴胡12g，黄芩9g，玄明粉12g，法半夏9g，生姜3片，血余炭3g，枳壳9g，厚朴9g，党参9g，甘草5g。嘱服一剂，因患者痛苦，恐一剂药力不及，两剂作一剂煲服。当晚微利三次，下半夜痛渐止，沉沉安睡。第3日仅腰微痛，自诉夜寐难，即改拟六味地黄汤加味善后。

肾绞痛不仅可用小柴胡汤，针刺亦可奏效。笔者亦曾治数例肾绞痛不止者，仅缪刺足少阳经阳陵泉一穴而镇痛（如先用西药镇痛无效时，针刺效果更佳），可为肾绞痛属少阳经佐证。

2. 参考西医病因进行辨治 喻方亭教授在治疗慢性疲劳综合征的时候，考虑到和西医的忧郁症及全身免疫功能低下有关，因而参考仲景的虚劳病与百合病，选用百合地黄汤、百合知母汤、酸枣仁汤合方化裁进行治疗：百合15g，生地黄15g，知母10g，茯苓10g，西洋参10g，甘草10g，沙参10g，白芍10g，丹参10g，怀山药10g，酸枣仁10g，白茅根10g。在非典型肺炎（简称非典，SARS）蔓延全国各地之际，邓铁铸教授等纷纷指出其是春温疫疬、湿热、毒瘀、虚夹杂，国家中医药管理局提出的防治方案中，早期可用麻杏石甘汤合升降散或合银翘散等。非典是一种变异的病毒传染人体引起的烈性传染病，在进行辨治的过程中需注意参考，并从中医外感与疫毒的治疗大法中选方。

3. 参考病理进行辨治 欧阳惠卿教授认为，《金匮要略》中"妇人宿有癥病，经断未及三月，而得漏下不止，胎动在脐上者"，用桂枝茯苓丸，还可治妊娠之后，癥积害胎，致胎元不固，出血不止。因此方下其癥，方能血止胎安。可治：①子宫肌瘤：主要表现为子宫体增大，肌瘤较大，小腹可扪及质坚硬、形态不规则肿物，或伴有经色瘀暗夹瘀块之痛经、月经先期等。②慢性盆腔炎：妇检时发现盆腔内条索状、片状增厚组织或囊性肿物，并有固定压痛等属于妇科瘀血证和癥瘕病证的特征。③子宫内膜异位症：异位在肌壁间的子宫内膜在卵巢激素的影响下，反复发生周期性的增殖和出血，使子宫增大、变硬。子宫内膜异位症或子宫腺肌病的病理变化表明，其实质就是中医的胞中瘀证。

现代临床过程中，有条件时参考西医诊断是应该的。假设一个中风病人，不论是中脏腑或中经络，西医必须弄清楚是出血性中风还是缺血性中风，这在治疗时会有原则的不同，前者要止血，后者要活血或活血化瘀，这对中医辨证论治来说也是一个很重要的参考依据。又假如一个胃痛的病人，有条件做胃镜检查也很必要，判断是慢性胃炎或是溃疡，可以辨证论治而康复。如果是胃癌，则不能因治疗止痛有效而满足，早期可能还要做手术，以免延误病情，甚至引起医疗纠纷。

笔者曾治一个病人，发病前一天曾应酬饮酒，吃少量辛香之菜肴，次日上午头晕不适来诊，刚到医院门口，竟晕厥倒地，大汗，面青白，舌淡脉沉细，即送入病房，用独参汤做虚脱厥证治疗。当天下午，在病房竟泻下黑便3次，共约500mL。无腹痛，无胃痛，急改用血府逐瘀汤加炮姜、大黄炭、党参。胃镜急查，是十二指肠溃疡出血，经中西医结合治疗渐愈。次年又发胃痛，黑便，再经中医治疗而愈。第3年出差到湖南再发，在当地医院做切除术而愈。

上述病例说明，参考西医诊断，对中医辨治减少盲目性及疾病预后均有益处。

4. 注意方剂药理临床应用　关庆增教授汇总了小柴胡汤的现代药理作用：①神经系统：对癫痫模型颇有抑制作用。②免疫系统：对促细胞分裂素活性、多克隆β细胞活性及佐剂活性均有诱导作用等。③肝胆系统：直接抗肝纤维化，防止胆汁淤积等。④循环系统：使血黏度下降，改善血液流变，减轻血管壁损害。⑤抗感染作用等。因此，小柴胡汤能治疗肝胆疾病、艾滋病、肿瘤、心血管病、肾病，以及呼吸病、消化、神经系统疾病等。朱章志教授还进行了《伤寒论》方化学成分研究的动态分析，这应是经方临床疗效的物质基础最前卫的研究了。

综上所述，学习时用心领悟，讲求悟性，多思才能出悟性，才能思求经旨，衍其所知，实践中重在创新，而不是"始终顺旧"，所以创新才是应用经方的基本临床思维的灵魂。

五、经方的组方配伍变化

皇甫谧于《释劝篇》中云："仲景垂妙于定方。"而订方之妙，关键在配伍。仲景方配伍精炼，方证相对，只要辨证准确，活用屡有奇效。为便于理解掌握，今试对《伤寒论》《金匮要略》的主要方证进行拆解，以求在比较中显露要义，体会仲景心法，深化认识，加强记忆。此是笔者有别于前人以类方识证的初衷。

1. 姜枣草基础配方方证 仲景对外感风寒诸证，每用生姜、大枣、炙甘草作配伍基础，散寒益胃、鼓舞胃气，以助调和营卫。以此为基础方进行变化加味的方剂甚多，如桂枝汤类、柴胡汤类、葛根汤类、越婢汤类方证均在此列。除姜枣草外，剩下便是 2～4 味的药物配伍，如细心玩味，启发良多。

配桂枝：芍药（1∶1）成桂枝汤，治太阳中风、表虚自汗等。此方加减治表阳虚型的各种感冒、自汗、低热、偏瘫、糖尿病性神经痛、产后高热、冻疮、男性病、寒性多形红斑、五官科病等。

配桂枝：芍药（2∶1）成桂枝加桂汤，治心阳虚、气从少腹冲胸证。

配桂枝成桂枝去芍汤，治太阳病脉促胸满证。

配桂枝、皂荚成桂枝去芍加皂荚汤，治肺萎吐涎沫。

配桂枝：附子（4∶5）成桂枝去芍加附子汤或桂枝附子汤，治风寒湿痹证身痛，或需温经复阳、脉微恶寒者。此方加减可治寒厥心痛、阳虚型的类风湿、坐骨神经痛、膝关节炎、产后痹痛、阳痿早泄、寒疝。

配桂枝、麻黄、附子、细辛成桂枝去芍加麻辛附子汤，治水气病，心下坚大如盘、边如旋杯之水肿。也可治胃有痰饮、外感风寒的咳喘。

配桂枝：蜀漆：龙骨：牡蛎（3∶3∶5∶4）成桂枝去芍加蜀漆牡蛎龙骨救逆汤，治伤寒火劫误治，惊狂不安。

配桂枝：芍药（1∶2）成桂枝加芍药汤，治邪陷太阴，里寒腹痛。

配桂枝：芍药（1∶2），加大黄，成桂枝加芍药大黄汤，治上证夹实邪者。

配桂枝：芍药（1∶2），加饴糖，成小建中汤，治太阴腹痛，能温中补虚，并治脾胃虚寒型的各种溃疡病、高血压或低血压、妇产科病等。

配桂枝、芍药、附子成桂枝加附子汤，治表阳虚或心肾阳虚之汗漏不止，也可用于阳虚的乙型肝炎、鼻衄、带下清稀。

配桂枝：芍药：黄芪（3：3：2）成桂枝加黄芪汤，治黄汗脉浮。

配桂枝：芍药：人参（3：4：3）成桂枝加芍药生姜人参新加汤，治伤寒汗后、身痛、脉沉迟。

配桂枝、芍药、葛根成桂枝加葛根汤，治桂枝汤证，项背强几几。

配桂枝：芍药：花粉（3：3：2）成瓜蒌桂枝汤，治太阳病，项背强几几。

配桂枝、芍药、杏仁、厚朴成桂枝加厚朴杏仁汤，治感风寒喘证。

配桂枝：芍药：龙骨：牡蛎（1：1：1：1）成桂枝加龙骨牡蛎汤，治男子失精、女子梦交、阳虚不固，并可治与证型相类同的神经官能症。

配桂枝：芍药：麻黄：葛根（2：2：3：4）成葛根汤，治无汗气冲口噤作刚痉，太阳病项背强或外感引起无汗抽搐。

配白术、附子成《伤寒论》的桂枝加术汤或《金匮要略》的白术附子汤，或近效白术附子汤，治风湿身疼痛、大便硬、小便自利，或风虚头眩、不知食味。

配麻黄：石膏（3：4）成越婢汤，治风水恶风身肿，或风湿热、关节肿大者。

配麻黄、石膏、半夏成越婢加半夏汤，治肺胀咳喘上气。

配麻黄、石膏、白术成越婢加术汤，治水气病一身面目黄肿，或中风历节病、下焦脚弱、汗泄津脱。

配麻黄、石膏、杏仁、桂枝成大青龙汤，治外感风寒，内有郁热烦躁者。或治水气病、溢饮浮肿者（此方重用石膏）。

配麻黄、连翘、赤小豆、杏仁、梓白皮成麻黄连翘赤小豆汤，治伤寒湿热、瘀热郁而发黄；并可活用于皮肤病、急性肾炎等湿热郁于肤表者。

配桂枝、党参、麦冬、生地黄、阿胶、麻仁成炙甘草汤（清酒煮），治伤寒心下悸、脉结代。

配桂枝、芍药、当归、木通、细辛、吴茱萸成当归四逆加生姜吴茱萸汤（加清酒煮），治伤寒脉细、手足厥寒或寒凝肝脉者；并可活用治疗寒凝血脉型的偏头痛、坐骨神经痛、缩阴证、血栓性脉管炎、妇科病。

配柴胡、黄芩、半夏、党参成小柴胡汤，治少阳病寒热往来、胸胁苦满。本方以柴、芩疏肝清热，夏、参降胃益气，合姜枣草成小柴胡汤。此加减适应证十分广泛，外感发热或内伤郁证均可，或肝胃不和型的内科消化系统疾病、心血管系疾病、肝脏病，以及妇科、五官科疾病均可用此方加减治疗。

配柴胡、黄芩、半夏、党参、桂枝、芍药成柴胡桂枝汤，治伤寒太阳少阳并病，并可参考应用治疗癫痫病、肝郁胃寒的消化系疾病。

配黄芩、黄连、半夏、干姜、党参成生姜泻心汤，以干姜配黄连、黄芩配半夏，寒热相反、苦降相合，治心下痞、肠鸣下利。去生姜则成半夏泻心汤、甘草泻心汤证。

配旋覆花、代赭石、半夏、党参成旋覆代赭石汤，以旋覆花配代赭石轻重相异、降气相同为主，佐半夏配党参治心下痞、噫气不除；并可活用治疗支气管扩张咯血、痰饮眩晕。

配橘皮、竹茹、党参成橘皮竹茹汤，治嗳气、呃逆夹中虚者。

配桔梗成排脓汤，治疮疡脓成。

2.桂枝配方方证（非姜枣草类）

桂枝汤以桂枝配芍药、结合姜枣草调和营卫，占去桂枝汤加减法的大部分，而桂枝配方不与姜枣草为伍，自有它通阳化气活血之功，今列如下。

配炙甘草成桂枝甘草汤，治心阳虚、心下悸。

配炙甘草、龙骨、牡蛎成桂枝甘草龙骨牡蛎汤，治伤寒火劫后心阳受损，阳气不敛，出现惊狂卧不安；可活用于心阳虚、烦躁。

配炙甘草、大枣、茯苓成桂苓枣甘汤，治汗后伤阳、脐下动悸、欲作气冲。此方有平冲作用，大枣用量较大。

配炙甘草、茯苓、白术成苓桂术甘汤，治痰饮眩晕；可活用于脾阳虚型的内耳眩晕、慢性支气管炎、充血性心衰、溃疡病、遗尿。

配甘草、茯苓、生姜成茯苓甘草汤，治痰饮心下悸，能散水利尿，除心下悸。

配茯苓、白术、泽泻、猪苓成五苓散，此方以桂枝化气，配利水四药治太阳蓄水小便不利、水逆；可加减活用于下焦湿困的泌尿系感染或急性肾炎、急性黄疸型肝炎、积液性疾病等。

配茯苓、白术、泽泻、猪苓、茵陈蒿成茵陈五苓散，治黄疸型肝炎。

配茯苓、牡丹皮、芍药、桃仁成桂枝茯苓丸，治癥瘕害妊娠之证，即桂苓相配，温阳利湿，合破血药，使痰瘀从内消解。

配桃核、大黄、芒硝、甘草成桃核承气汤，此方基本配伍格局如桂枝汤，改桂芍相配为桂桃配伍以温阳破血，不用姜枣草助胃气上腾、和营卫，而用硝、黄、草调胃承气下行，使瘀血从下泻出；此方可活用于瘀热互结引起的精神病、脑外伤、肠梗阻、妇科病、糖尿病、暴发型痢疾。

配木通、细辛、芍药、当归、大枣、炙甘草成当归四逆汤，本方以桂、通寒温相反、通脉相合，佐以芍、归、枣和营，细辛辛通，可治寒凝血脉型之偏头痛、坐骨神经痛、缩阴证、妇科诸病。

3. 麻黄配方方证

麻黄一味，成"千金麻黄醇酒汤"，配清酒煮，春月用水煮，治黄疸。

配附子、甘草成麻黄附子甘草汤，治少阴表证。

配附子、细辛成麻黄附子细辛汤，治太阳少阴两感证；可活用治阳虚型病态窦房结综合征、高原性疾病、面神经麻痹。

配杏仁、炙甘草、桂枝成麻黄汤，治伤寒表实证；也可活用于寒邪外束引起的呼吸道疾病、肾炎及皮肤病。

配杏仁、炙甘草、石膏成麻杏甘石汤，治肺热壅盛咳喘；可活用于治疗肺炎、百日咳等。

配杏仁、炙甘草、薏苡仁成麻杏苡甘汤，治风湿身疼、日晡时剧；可活用于治疗肩周炎、肾炎、皮炎、湿疹等。

配半夏、甘草、桂枝、芍药、干姜、细辛、五味子成小青龙汤，治内有寒饮、外感风寒之咳喘。此方以麻黄配桂、芍解表寒，以姜、辛、味、夏祛寒饮，是有名的表里两解寒邪方。

配黄芩、黄芪、独活、细辛成千金三黄汤，治中风、手足拘急、恶寒、烦热、节痛、心烦。

配芍药、黄芪、乌头、甘草、蜜成乌头汤，治风寒湿痹。

尚有麻黄连翘赤小豆汤、大青龙汤、葛根汤详见姜枣草方类。

4. 栀子配方方证

配豆豉成栀子豉汤，治伤寒热扰胸膈、心烦懊憹证。

配豆豉、甘草成栀子甘草豉汤，治上证觉短气者。

配豆豉、生姜成栀子生姜豉汤，治上证呕者。

配厚朴、枳实成栀子厚朴汤，治心烦腹满、卧起不安证。

配豆豉、枳实成枳实栀子汤，治热病后劳复者。

配干姜成栀子干姜汤，治伤寒丸药泻下后身热微烦。

配豆豉、枳实大黄成栀子大黄汤，治酒黄疸、心中懊恼或热痛。

配茵陈、大黄成茵陈蒿汤，治阳黄证、食即头眩、腹满、无汗尿短赤。

配大黄、黄柏、硝石成大黄硝石汤，治黄疸腹满、小便不利而赤，自汗出。上三方均是栀子配大黄，治黄疸肝炎，湿热内困、酒积、停食均可参考使用。

5. 石膏配方方证

配知母、粳米、甘草成白虎汤，治阳明热盛，大热、大渴、大汗、脉洪大，可加味活用于肺炎、乙型脑炎、流行性出血热等。

配知母、粳米、人参、甘草成白虎加人参汤，治身热、大汗、时时恶风、背微恶寒、倦怠少气、舌红少津、脉洪大；也可加减用于糖尿病、肿瘤热、小儿夏季热。

配竹叶、麦冬、半夏、党参、粳米、炙甘草成竹叶石膏汤，治伤寒解后少气、气逆欲吐等；可加减活用于乙型脑炎、麻疹后肺炎、流行性出血热、败血症等热病后恢复期的调理。

配知母、炙甘草、粳米、桂枝成白虎加桂枝汤，治身热无寒但热、骨节疼烦、时呕者。

6. 芩连配方方证

（1）芩配方

黄芩配芍药、炙甘草、大枣成黄芩汤，治太少阳合病下利，大肠湿热泄泻。

黄芩配苦参、生地黄成千金三物黄芩汤，治妇人产后露风、四肢烦热。

（2）连配方

黄连配瓜蒌仁、半夏成小陷胸汤，治胸中痰热互结，胸脘痞硬、压之则痛的小结胸证；可活用于胃炎、渗出性胸膜炎等。

（3）芩连配方

芩连配大黄成泻心汤或大黄黄连泻心汤，治伤寒心下痞、按之濡、其脉关上浮者，或治心胃火盛吐衄者。

芩连配葛根、甘草成葛草芩连汤，治阳明热盛泄泻。

7. 姜附配方方证

（1）干姜配方

配炙甘草（干姜：炙甘草为1：2）成甘草干姜汤，治肺痿吐涎沫、遗尿、小便数。

配人参、半夏成干姜人参半夏丸，治妊娠呕吐不止。

配粳米、赤石脂成桃花汤，治少阴病下利脓血，温涩虚寒泄利。

配茯苓、白术、甘草成甘姜苓术汤，治肾着病，腰以下冷，腹重如带五千钱，口不渴小便自利；可活用于肾炎腹水、下肢肿或妇人久年腰冷、带下清稀。

配侧柏叶、马通汁、艾叶成柏叶汤，治吐血不止者，无马通汁，有用童便代替者。

配白术、人参、炙甘草成理中丸方，治脾胃虚寒、腹痛、喜唾涎沫者；活用于各种胃寒痛、肠鸣泄泻。

配白术、人参、甘草、桂枝成桂枝人参汤，治太阴寒湿下利，外证未除、表里两解者用之。

（2）附子配方

附子配半夏、粳米、大枣、甘草成附子粳米汤，治腹中寒疝切痛雷鸣、呕吐；可活用于以胃寒腹痛、呕吐为主的幽门梗阻。

配茯苓、芍药、生姜、白术成真武汤，治肾虚水泛的浮肿、慢性肾炎、心衰、神经系统疾病等，或头眩、身瞤动等。

配茯苓、芍药、人参、白术成附子汤，治少阴病，身痛脉沉者。

配薏苡仁成薏苡附子散，治胸痹缓急者，心衰浮肿胸痛可参考。

配薏苡仁、败酱草成薏苡附子败酱散，治肠痈，排脓。

配熟地黄、山药、山萸肉、泽泻、牡丹皮、茯苓、桂枝成肾气丸，治虚劳腰痛、肾元虚疲、小便不利；此方可活用于慢性肾炎、慢性肾盂肾炎、小便不利、尿频数、下肢浮肿、肺气肿、糖尿病等属于肾阳虚型。

（3）姜附协同配方

干姜附子汤治伤寒汗下后，昼烦夜静脉沉。

配炙甘草（干姜∶附子∶炙甘草为5∶10∶6）成四逆汤，治少阴病下利清谷、脉微欲绝者；活用治脾肾阳衰的各种休克、消化系统疾病等。

配炙甘草、人参成四逆加人参汤，治少阴病恶寒脉微复利。

配炙甘草、人参、茯苓成茯苓四逆汤，治少阴病汗下后烦躁增剧者。

配甘草（干姜∶附子∶甘草为3∶4∶2）成通脉四逆汤，加猪胆汁少许成通脉四逆加猪胆汁汤，治少阴病脉微欲绝者。

配葱白、猪胆汁、人尿为白通加猪胆汁汤，治少阴病下利、无脉呕烦。

8. 当归配方方证

配赤小豆成当归赤小豆散，治大便先血后便，或活用于尿血。

配贝母、苦参成当归贝母苦参丸，治妊娠小便难、饮食如故；习惯性便秘、前列腺炎的小便不利，可酌情活用。

配生姜、羊肉成当归生姜羊肉汤，治妊娠腹痛及产后调养。

配川芎、白芍、黄芩、白术成当归散，安胎，治妊娠腹痛。

配川芎、芍药、白术、泽泻、茯苓成当归芍药散，治妊娠腹中疼痛；活用可治慢性肾炎、妇人带下痛经等。

配桂枝、芍药、生姜、大枣、炙甘草成千金内补当归建中汤，治产后虚羸不足，腹痛刺痛、吸吸少气；活用可温中补血，治脾虚血少。

配桂枝、芍药、细辛、通草、甘草、大枣成当归四逆汤，治伤寒手足厥寒、脉细欲绝者；活用可治厥阴寒疝、坐骨神经痛、厥阴头痛等。

9. 麦冬配方方证

配半夏（麦冬：半夏为7：1）、人参、大枣、炙甘草、粳米成麦门冬汤，可止逆下气，治火逆上气、咽喉不利。

配半夏（麦冬：半夏为2：1）、石膏、竹叶、人参、甘草、粳米成竹叶石膏汤，治伤寒解后虚羸少气、气逆欲吐者。

配半夏（麦冬：半夏为2：1）、当归、川芎、芍药、阿胶、牡丹皮、桂枝、吴茱萸、生姜、人参、甘草成温经汤，治妇人少腹寒、久不受胎，或崩中去血或月经过多，至期不来者。

配人参、炙甘草、生姜、大枣、桂枝、生地黄、阿胶、麻仁成炙甘草汤，治伤寒脉结代、心动悸；活用可治风湿性心脏病、病毒性心肌炎等。

10. 阿胶配方方证

配黄连、黄芩、芍药、鸡子黄成黄连阿胶汤，治少阴病心烦不寐；可活用于湿热痢疾、血证等。

配猪苓、茯苓、泽泻、滑石成猪苓汤，治少阴病心烦不得眠、小便不利、咳嗽、呕利；可活用于不明原因的血尿、膀胱炎、肾盂肾炎、泌尿系统结石引起的尿血等。

配川芎、当归、芍药、地黄、甘草、艾叶成胶艾汤，治妇人半产漏下、妊娠下血、腹中痛。

配白头翁、黄连、黄柏、秦皮、甘草成白头翁加甘草阿胶汤，治下利后虚极；可活用治热痢下血。

配地黄、黄芩、白术、附子、灶中黄土、甘草成黄土汤，治先便后血的大便出血证；可活用治脾虚型的下血、妇人崩漏等。

11. 通下配方方证

（1）大黄配方

配甘草成大黄甘草汤，治食已即吐者。

配厚朴、枳实成小承气汤，治阳明燥结大便硬；可活用于术后肠粘连、中毒性肠麻痹等。

配厚朴、枳实、杏仁、芍药、麻仁成麻仁丸，治脾约大便硬。

配桃仁、䗪虫成下瘀血汤，治产妇腹痛、腹中有干血著脐下，也可通经闭。

配桃仁、水蛭、虻虫成抵当汤，治陈瘀干血蓄结小腹，其人喜忘、屎硬；活用治蓄瘀夹癫狂等精神症状。

配甘遂、阿胶成大黄甘遂汤，治水血结于血室、妇人小腹满如敦状。

配柴胡、黄芩、半夏、生姜、枳实、芍药成大柴胡汤，治胸胁痞硬；活用可治胆囊炎、胆石症等。

（2）芒硝配方

配小柴胡汤成小柴胡加芒硝汤，治日晡潮热、胸胁满而呕、不大便者。

甘遂、芒硝、大黄协同配方成大陷胸汤。上三味加葶苈、杏仁、蜜成大陷胸丸，治大结胸证。

甘遂配芫花、大戟、大枣成十枣汤，治胸胁满痛、干呕、悬饮内结，为攻下逐水峻剂。

12. 混合交叉方

（1）表里寒热、方药混合并治法

桂枝二麻黄一汤，治汗后如疟，一日再发者。

桂枝麻黄各半汤，治伤寒面热身痒、不能小汗者。

桂枝二越婢一汤，治太阳病热多寒少脉浮大者，或肺炎初起之口渴心烦恶风咳嗽者。

柴胡桂枝汤，治少阳柴胡汤证表证不解者。

小青龙加石膏汤，治小青龙汤证（外有寒邪、内有寒饮）而烦热不解者。

桂枝人参汤，治太阴虚寒下利而表寒外束不解者。

白虎桂枝汤，治无寒但热如温疟、肢节烦疼干呕，或阳明热盛而表寒不解、肢节烦疼者。

附子泻心汤，治心下痞而复恶寒汗出者，或心火上炎吐衄而又肾阳衰者。

从上八首方可见，仲景方可以表里寒热虚实合方并治而各得其所，此是范例。

（2）苦温混合调中法

半夏泻心汤，干姜、半夏配芩连，加参、枣、草，治寒热交杂心下痞证。

干姜黄芩黄连人参汤，芩、连、姜、参治寒格、食入即吐证。

黄连汤，用姜、夏、桂配黄连加参、枣、草治伤寒胸中有热，胃有寒邪，腹痛呕吐者。

乌梅丸，连、柏配姜、桂、椒、辛、归、附，加乌梅、人参，治厥阴蛔厥证，或久利者。

黄芩加半夏生姜汤，治太少合病下利而呕者，寒温升降之药可调中，此法也常少不了参、枣、草之类。

13. 其他方证

芍药甘草汤，治脚挛急。

芍药甘草附子汤，治脚挛急恶寒者。

甘草粉蜜汤，治蛔虫烦躁。

甘麦大枣汤，治脏躁、情绪不宁。

甘草汤，治咽痛。

桔梗汤，治咽痛。

猪肤汤，治阴虚咽痛。

半夏鸡清苦酒汤，治咽痛夹痰。

半夏散及汤（夏、桂、甘），治咽痛无红肿。

蜜煎导方，治大便难。

猪胆汁方，治大便难。

瓜蒂散（瓜蒂、赤小豆），香豉汤送服，催吐。

三白散（桔梗、巴豆、贝母），治寒实结胸。

文蛤散（略）。

葶苈大枣泻肺汤（葶苈、大枣），治肺痈喘不得卧，咳逆上气。

栝蒌薤白半夏汤，治胸痹。

四逆散（柴、枳、芍、草），治肝胃不和。

白头翁汤（白头翁、黄连、黄柏、秦皮），治厥阴下利热盛。

酸枣仁汤（酸枣仁、茯苓、知母、川芎、甘草），治失眠少寐。

千金苇茎汤（苇茎、桃仁、冬瓜仁、薏苡仁），治肺痈。

厚朴生姜甘草半夏人参汤，治脾虚腹胀。

半夏厚朴汤（半夏、苏叶、厚朴、生姜、茯苓），治梅核气，咽中如有炙脔。

六、经方运用在现代中医临床中的地位

在正确认识这一问题前，我们必须回答的问题是：古方今病缘何相能？缘何不相能？谓"古方今病不相能"是指随着人类社会的进步，时代变，环境变，人类疾病谱也在变。一是变得多因素，复杂化了；二是产生古代所没有的新疾病等。这些新疾病是现代化科学技术生产环境等条件下产生的，是古代所未记载的。同时，由于人类总是不断有所发现，中医学也在不断进步发展。后人已在经方的基础上不断发展新方，去治疗新疾病，认识新问题。经方在过去与现代都不可能囊括所有疾病，而仅是部分疾病，故仲景也明言"寻余所集，思过半矣"。这是古代科学家实事求是的科学态度。从这种意义上去认识"古方今病不相能"是正确的。

另一方面，现代中医在中医现代化的实践中，发现上述问题仍可通过古方活用研究取得较显著的进展。一是对多因素、复杂化的疾病采用辨证论治的方法与思路，通过方证相对、合方对证等活用的思路与方法进行治疗。而对新疾病也有不少通过活用古方而行之有效的。前面已举过不少例子证明了这一点。从理论上来认识古方治新病，是因为仲景方与《内经》阐明的中医人体生理，都是中医学理论与临床的源流与基础。换言之，六经证治体系基本反映了人体科学的三阴三阳基本生理结构各个环节的病变与治疗。这是经方历千年之久、屡用不废的实践与理论基因，这基因在中医学的理论与临床上是盘根错节的。时代在变，环境在变，人类疾病谱也在变，因此不能固守经方一成不变，要充分与深刻地认识前人的成就，并在实践的基础上不断发展新方。活用经方也要善于应变，才能做到"以不变应万变"。后学也只有这

样才不致迷失方向，并摆正老树干与新枝叶的关系。学习运用古方的目的是为了发展新方，发展新方更需要学习后世方、温病方，尤其现代方药知识，才能治疗新疾病，解决现代的新问题，而不是复古。另外，要充分认识中医现代化不能不要仲景学说，而是把它作为综合提高临床思维能力的课程来学习，不是方剂学，也不是基础课，才能正确处理承先启后、扬长补短的关系。也只有这样，才能更好地继往开来，把中医学推向新的高峰，真正实现中医现代化。

第二节　辨证识机，审时度细

辨证论治是公认的中医临床思维最基本的方法。辨证的概念是指辨证候，现代已升华为病因、病位、病性、病势、临床症状、诊断和治疗方面的概括。辨证准确，自然是提高疗效的关键。另一方面，当我们在教学上注意到理论上的全面、周密的时候，在临床上最易犯的毛病是抓不住主要病机，然后论治，也就是哲学上称为抓不住主要矛盾与矛盾的主要方面，而这也是解决问题的关键。《内经》曰："必伏其所主而先其所因。"就是抓主症主因。《伤寒论》说："但见一症便是，不必悉具。"就是抓住主症进行分析，做核心治疗。临证抓不到中心，应诊必会茫然无措了。因此，我们认为辨证的核心是认识主要病因病机，这是掌握诊病的关键，故叫辨证识机。

一、抓主症，辨主证

当医生临诊时，有些患者会滔滔不绝诉说各种不适症状，医生应首先分清病证发生的时间先后，即根据《金匮要略·脏腑经络先后病脉证第一》所说："夫病痼疾而加以卒病，当先治其卒病，后乃治其痼疾也。"书中并说："病有急当救里救表者，何谓也？师曰：病，医下之，续得下利清谷不止，身体疼痛者，急当救里；后身体疼痛，清便自调者，急当救表也。"看发病时间前后及对身体的影响，是决定标本缓急很重要的一环，而不是将现有症状一齐并列加以"辨证论治"，年轻医生容易出现这种误区。因为，在证候群中，有些症状最早出现，是痼疾引起的，有些症状是中期引起的，有些症状是近期出现的，近期出现的症状可能是猝病，但也可能是前期病情的发展。分清前后关系很重要，先治猝病，后治痼疾。例如原有慢性肾炎，感冒受凉后发作，则应先解感冒外邪，再治肾病。《金匮要略·脏腑经络先后病脉证第一》说："夫诸病在脏，欲攻之，当随其所得而攻之，如渴者，与猪苓汤，余皆仿此。"当几个脏腑同病的情况下，"随其所得"，见渴治渴，即以某脏突出的症状及病机为主症进行治疗，即"观其脉证，知犯何逆，随证治之"。这都是抓主症的方法。对于抓主症的方法，笔者总结如下。

1. 常见者，主症先现 在疾病发生之初，由于外因或内因或兼有致病，主症往往先出现。如太阳病起于外感风寒，故先恶寒，然后才发热，之后是自汗或无汗与脉浮。因此，恶寒是太阳表证的主症，这就是"有一分恶寒，便有一分表证"。少阳病则是"伤寒五六日，中风，往来寒热，胸胁苦满，默默不欲饮食，心烦喜呕，或胸中烦而不呕……"而"往来寒热""胸胁苦满""但见一症便是，不必悉具"就是主症。抓住主症治疗，其他问题可迎刃而解。

2. 危重者，主症最急 原有病有主症，但猝然急症出现，如大出血、昏厥、大便闭、小便癃等，急则治标，主症就转移，治疗上也转移。仲景的少阴病之急下症"少阴病，脉沉者，急温下，宜四逆汤"即属于此。

3. 复杂者，主症易解 《伤寒论》说："阳明中风……胁下及心痛……一身及目悉黄，小便难，有潮热，时时哕，耳前后肿，刺之小差，外不解，病过十日，脉续浮者，与小柴胡汤。"这时黄疸、腹满、胁下及心痛、潮热等病情复杂，病程也已过十日，只要脉续浮者，仍用小柴胡汤以解外。这就是先易后难的辨治法。又如："太阳病，初服桂枝汤，反烦不解者，先刺风池、风府，却与桂枝汤则愈。"太阳病桂枝汤证，用之则解，此例烦而不解，是邪郁络脉致烦，刺风池、风府通络除烦，即易解，再服桂枝汤就解了。病情复杂时，先从容易着手，如叶天士曾说："兼风则薄荷牛蒡之属，夹湿则芦根滑石之流。"先抓易解决的主症，复杂的病情也渐渐简明化了。

小结：辨证论治的辨证关键就是抓住主症的病机进行治疗。而辨别主症的病机可先从八纲角度分析。假如尚不明显，就从致病动因的角度去考虑。如仍然不明显者，从病者体质的角度去判别病机。

同时，对证候的辨别要细致。例如，脾虚病人，大便为糊状，有排不尽的感觉，有时细条，有时先干后溏。大肠湿热滞下，多伴黏液，排便不爽，擦不净，伴矢气，便后肛中灼热感。小便尿前不适，多为膀胱湿热，尿后不适、余沥，多为兼有气虚，不能升举。对于咳嗽，戴元礼说："鼻塞声重恶寒者，风寒也。嗽动便有痰声，痰出嗽止者，痰饮也。有声痰少面赤者，火郁也。盗汗出痰多作寒热者，劳嗽也。动而喘满，气急息重者，肺胀也。"吐酸水多是脾虚不运，郁积生热，湿热郁于中，用平胃散加神曲、麦芽、山楂、吴茱萸、黄连等。若吐清水用二术陈苓等。咯血无痰，如支气管扩张咯血之类，多是阳明胃火炽盛，宜三黄泻心汤。若痰中带血，多属太阴。血量少者，宜治肺，千金苇茎汤；血量多者，宜犀角地黄汤加白芍、茯苓、瓜蒌仁、竹沥之类；血色黑者，加桃仁、韭汁、当归。因此，辨证细致是十分重要的。

现代很多名家主张引入循证医学使中医现代化，但对主症的掌握是由医生临床感悟判断，对循证医学上讯息权重的问题却不易解决。辨证的细化也有感悟的问题，循证医学也不易解决。

二、辨证与守方

中医在对待某些痼疾或慢性病时，不管辨证论治如何正确，也未必"效如桴鼓"，常需要胆识兼备，守方有恒。当然，前提是以在证候群当中抓主症并有信心、有经验作为支撑。因为，在证候群当中，主症的病机是最主要的，主症不变，方亦不变。这是因为很多痼疾或慢性病并不是一朝形成的，而是日久之后气滞血瘀痰凝，或与热结，或与寒凝互结，须用药慢慢通调，甚至守株待兔，待水到渠成。常需一方久服，这自古有记载。例如清·王清任《医林改错》中通窍活血汤所治症目"糟鼻子……二三十付可痊愈"，"紫印脸……二三十付必愈"，"小儿疳证……用通窍活血汤以通血管，用血府逐瘀汤去午后潮热，用膈下逐瘀汤消化积块，三方轮服"，均是针对主症瘀血痼疾，按预定方服用日久方效。癫狂梦醒汤条下："治痫症，俗称羊羔风，每晚先服黄芪赤风汤一付，临卧服丸一付，吃一月后，不必再服汤药，净吃丸药，久而自愈。愈后将丸药再吃一二年可保除根。"这都是对痫证定为血瘀痼疾守方数年的例证。笔者父亲于新中国成立前曾治一高热月余不退的8岁男童，诊得舌苔黄厚实，腹有抵抗力，脉沉弦有力，用大承气汤，每天泻下稀便1～2次，连服15天后，热渐退而愈。另外，新中国成立前还在梧州治一约 30 岁胸积水喘逆患者，当时梧州美国人主办的思达医院只能抽胸水缓解，但不久又喘，只能继续抽胸水，未能根治。先父诊之，舌苔干白，腹部坚满实，脉沉弦有力，又用大承气汤，每天泻下稀便 3～4 次，连服 10 天后，腹软化，喘渐止，改用四逆散合四君汤调理，胸水渐愈。早年笔者随父亲学中医时，他对我耳提面命，常说：做医生临床辨证时，要练就定识定力的好功底，才能是一个好医生，至今言犹在耳。抓住主症后，守方有恒，才有机会待水到渠成。例如家中传下一条治股癣、神经性皮炎的小奇方，用当归、白芍、牛蒡子、白芷、川芎、菊花等味药，一定要服 6～10 剂才显效，初服前几剂必无感觉，也给笔者很多启发。

三、知常达变的掌控

上文强调抓主症辨治及守方以恒的同时，应该注意知常达变，尤其是急性病。叶天士是清灵可法的大家，曾说过"温邪上受，首先犯肺，逆传心包"，指出了温病上受从口鼻而入，与外感风寒从皮毛而入不同，因而传变的途径从三阴三阳改为卫气营血的不同途径，这是常规。而逆传心包则是"突变"，这是温病的提纲。所以说，"卫之后方言气，营之后方言血"，"否则不循缓急之法，虑其动手便错，反致慌张矣"。因此，从病因推断病机的传变是最重要的，很多人却恰恰却忘记这一点。另一方面，即使病机大致相类同，不同的病因，辨证用药亦有所不同。如热入营分，"如从风热陷入者，犀角、竹叶之属，如从湿热陷入者，犀角、花露之品，参入凉血清热方中"，这些认识很重要。病因不同，证候相类，治疗则不同。同时，审病机传变的思路宜细密，"风夹湿热而燥生，清窍必干"，"湿与温合，蒸郁而蒙蔽于上，清窍为之壅塞"，"斑点隐隐，撤去气药"。叶氏这些观察与思维的细致方法值得后学学习。

另一方面，针对急性热病，姜春华教授首先提出要"扭转截断"的独特见解。认为对来势凶猛的一些急性疾病，必须尽快控制，截止疾病的发展变化，以免造成严重的后果。这样有利于提高疗效，缩短疗程。笔者的体会是：古已有用常山、草果截疟的方法。针刺截疟则是提前两小时而针，这是最早的截断热病的方法。叶天士提出的是外感温热病这一大范围的证治，姜春华教授的扭转截断大多针对更急性的传染病。姜氏对温病截断有三大治则：

①重用清热解毒，抑制病源，阻断或缩短病程。②早用苦寒攻下，迅速排泄邪热蕴毒，能有效地截断，祛除病邪。③及时凉血化瘀，避免瘟毒热结血分，出现重症。

在现代社会中西医结合的条件下，对急性传染病，尤其暴发流行的传染病，研究扭转截断的方法也是势在必行的课题。例如天津南开大学医学院治疗急性胰腺炎很成功，就是用大剂通腑泄热药，如大黄、枳实、大腹皮、藿梗、黄芩、黄连、玄明粉、旋覆花、槟榔等，快速截断，通泄而愈。而不必再用大剂抗生素，甚至做手术。西医学认为急性胰腺炎主要是胰管出现炎症梗阻，以致胰管及其分支内压升高，腺泡破裂，胰液漏出，对胰腺本身及周围组织产生消化作用。攻里通下后，上述主要问题因通而解，炎症亦可消除。对流行性出血热、急性肺炎、流行性腮腺炎各地都有通下泄热的成功报道。笔者早年诊治一全姓男子，25岁，不明原因发热，入院后查出白细胞1.5×10^9/L，中性粒细胞85%，用多种抗生素并加用激素仍无效。他的哥哥是中医，首用犀角地黄汤无效。余诊之：发热，睡眠烦躁，面上痤疮，病前嗜酒肉。余先拟五味消毒饮合导赤散未效，后再用凉膈散2剂而热退，血象正常。此后，笔者曾自拟蓝军汤，用板蓝根、大黄、桔梗、甘草、连翘、金银花、赤芍、枳壳等治疗上呼吸道感染之发热，退热非常迅速，多数次日即退。但若伴咳嗽明显者，则会令咳嗽迁延，并不适合。有一高中生拟第2天高考，出现高热不退，余以一剂蓝军汤，次晨热退，顺利参加高考，并取得好成绩，患者不胜高兴。

综上所述，知常达变，常是多数，变是少数。常见病应以常规辨治，不瘥再考虑变。不宜一见常见病，就求标新立异，出奇制胜，反而不妥。

第三节　审因疗疾，注意有时有数

中医对一般病因用药、对症用药前面已有阐述，如孙一奎《医旨绪余》所说："凡解利伤风者，以防风为君，甘草、白术为佐……凡解利伤寒，以甘草为君，防风、白术为佐……如去上焦热，须用黄芩……如去中焦湿与痛、热，须用黄连……如补气，须用人参……如和血，须用当归……如去滞气，用青皮……如破滞血，用桃仁、苏木……肉积类：硼砂、阿魏、山楂……酒积类：葛根、葛花、神曲、麦芽……"这些知识都是中医审因疗疾的常识。

另外，审因辨证、审因辨病从一开始就非常注重季节与时间。《伤寒论》很多条文均有体现，如"伤寒一日，太阳受之""伤寒二日，阳明受之""伤寒三日，少阳受之""太阳中风……""伤寒五六日……"仲景为何不厌其烦论述？吴又可《温疫论》、叶天士《温热论》《幼科三时伏气篇》等无不以病因病名开宗明义。事实上审因辨证是辨证论治体系中最为首要的。如《伤寒论》"烧裈散"治疗阴阳易，就是针对病因的，也是最古老的靶向免疫治疗。历代流传下来的诸葛行军散、葛花解醒汤、生化汤（产后）、安宫牛黄丸（温病昏迷痰鸣），均是百姓喜闻乐见的中成药。晋·葛洪用青蒿鲜汁治疟疾，现代的季德胜蛇药、湛江蛇药对毒蛇咬伤有特效，这些都是针对病因或针对病的药方，不一定都是辨证论治。当有消除病因危害的方药时，就能直接除病。相反，若没有掌握一些特效方药，不管如何泛泛辨证论治，也可能是徒劳罔效的。

一、心中有病象的"数"

如前所述，审因辨病时分析其"象数"就是病情与其时空态，季节、时间及其病势、病位所在。《伤寒论》中"伤寒一日，太阳受之"，"伤寒五六日，中风……"都是首先论述病因、病时，并不厌其烦，应引起后学注意。

《伤寒论》论述三阴三阳欲解时，指出其时辰是自然界阴阳消长过程中最有利于机体三阴三阳伤寒后阳气恢复的外在时机。三阴即太阴，太阴欲解于一阳初生之中心子时；二阴即少阴，少阴欲解于阳气初长之中心丑时；厥阴欲解于阳气长之第三时辰，即中心寅时。阴尽阳生，少阳欲解于阴之将尽的中心卯时；太阳欲解于一阴初生之中心午时；阳明欲解于阳之将尽的中心酉时。总之，三阳解时就是在三阳旺时而解，三阴解时则是在三阳初旺时解，因伤寒病以生阳为本之故。这为治疗护理及服药时间提供了很重要的参考依据。

阳明病日晡潮热，热在阳明旺时，这就是里热太盛了。热入血室，昼明夜甚，如见鬼状，是热在阴中血分，夜热甚，症加重，则需要清阴血之热了。小儿夜啼，是热扰心血，清心凉血多能取效。若成人子夜即发心胸不适，多是心阳不振，宜温通心阳。若湿温午后潮热，状若阴虚，则宜清化湿热。因此，判别病情寒热阴阳之象后，通过审察时间，就有可能准确把握病机。清·王泰林《王旭高医书六种·医方歌括》中"人参散治午前热，异功逍遥再加葛。午后发热白术汤，四君柴泽知骨地"，即以方药测症。此方均以四君或五味异功散作底方，应是脾虚主证，上午热合逍遥散加葛根，升阳散热，下午热则加育阴散热的柴胡、生地黄、地骨皮、知母，则是伤寒杂病、太阴阳明交杂的证治了。

针灸学中的子午流注更是典型的时间医学，子午是地支代表的昼夜时辰，流注是气血流注因时辰不同而有盛衰，而这种流注盛衰又与脏腑有规律地相关联着。歌诀云："子午流注气血兼，脏腑相合紧相连，子胆丑肝寅时肺，卯注大肠辰胃先，巳时归脾午至心，未刻流至小肠尾，申经膀胱酉流肾，戌入心包亥焦兴。"针灸治疗按一般取穴效果不佳时，应考虑按子午流注开穴，可能提高疗效。

《经》云："有病者，多以旦慧昼安，夕加夜甚。"这种现象多是虚证，尤其阳虚证者多；若实热病则可能相反。现代人对此均普遍接受，认为是人类生物钟现象。其实昼夜的阴阳消长及其病象病候，用中医理论进一步认识，还有很多细化深化之地，远不只简单的生物钟原理产生的现象。

二、服药合时应病象之数

张仲景的《伤寒杂病论》中大部分是汤剂，大都详尽交代了煎服方法及注意事项。临床医生在疑难病面前绞尽脑汁处方用药，如果煎药不得法，服药不合数，也是枉然，甚至功亏一篑。中药的煎药方法有很多讲究，相关文献较多，在此不再赘述。但服药时间原则上应合病情之数。如：上焦心肺之病，宜餐后服。中焦脾胃病，宜两餐饭之间服。下焦肾与大肠之病，宜餐前服。四肢血脉病，宜晨间空腹服，以利气血随日间活动达四肢。治肠道寄生虫，宜空腹服，直入病所。治休息痢，宜凌晨早餐前服。治哮喘，宜发作前服，治疟亦然。治痰饮病，宜饭后服，值水谷之气以化饮。治睡眠梦多，宜晚餐后两小时服。治肾阳虚、气虚、瘀积，宜早餐前服，以通阳于阳气初旺时。治咽喉病，宜少量含咽频服。温热散寒药宜热服，以助药力。清热寒凉药宜冷服，以助药力。

治疗月经病，来时准的宜在来前3天左右服药。月经先期者，应比预计先期天数更提前3天左右服药。月经后期者，也应提前3天左右服药为妥。月经先后期紊乱者，宜在月经间期调理脾胃。

国医大师夏桂成教授在其"经间期学说"中指出：调经是治标之法，调周才是真正意义上的治本。所以调节月经周期的节律是行经期以调经为主；经后期则以补阴为主，以阴精恢复为第一要义；经间期重阴必阳，应促进气血活动，排出卵子；经前期以阳气的增长为主，宜温补阳气。这些调周理论更加专科深化，值得后学珍视。

总之，不论时周期、日周期、月周期、年周期或子午流注的周期，都是不应忽视的心中之"数"。

三、服药方法剂量之数

服药方法与剂量之数指服药的剂型选择与煎服法，以《伤寒杂病论》所述为基本原则，今复习如下。

1. 剂型选择

汤剂：如承气汤，"汤者荡也"，疗效快。

丸剂：如理中丸，"丸者缓也"，丸剂不及汤剂快。如理中丸条下"以沸汤数合和一丸，研碎温服之，日三四，夜二服。腹中未热，益三四丸。然不及汤。汤法以四物依两数切，用水八升，煮取三升，去渣，温服一升，日三服"。

散剂：如文蛤散，"以沸汤和一方寸匕服"。三物白散，"以白饮和服"，不利，进热粥一杯，利过不止，进冷粥一杯。五苓散，"以白饮和服方寸匕，日三服，多饮暖水，汗出愈"。散剂用药方便，效果也快。

煮丸剂：如抵当丸，"以水一升，煮一丸，取七合服之，时当下血，若不下者，更服"。

汤散混用：如十枣汤，以十枣汤纳药散，"温服之，平旦服"，"得快利后，糜粥自养"。

丸散混用：如大陷胸丸，"纳杏仁，芒硝合研如脂和散，取如弹丸一枚，别捣甘遂末一钱匕，白蜜二合，水二升，煮取一升，温顿服之"。

肛门栓剂：如蜜煎导方，食蜜"于铜器内，微火煎，当须凝如饴状"，

"当热时急作，冷则硬，以纳谷道中"。

灌肠剂型：如大猪胆汁方，"大猪胆汁一枚，泻汁，和少许法醋，以灌谷道内"。

酒剂：如红蓝花酒，"以酒一大升，煎减半，顿服一半"。

油剂：如猪膏发煎，"二味，和膏中煎之，发消药成"。

烟熏剂：如雄黄熏法，"一味为末，简瓦二枚合之，向肛熏之"。

剂型选择的目的主要是最大限度地发挥药效，抑制副作用，使之具有针对性，便于运用等。其中五苓散以多饮暖水取汗，巴豆散以热粥、冷粥调理止泻，十枣汤以糜粥自养，抵当丸取下血为度，甘遂用末，塞肛与灌肠治便秘，油剂治痔，熏肛治虫蚀，均匠心独运之作。

2. 溶剂选择

甘澜水：如苓桂甘枣汤，"以水二斗，置大盆内，以杓扬之，水上有珠子五六千颗相逐，取用之"，先煮茯苓减二升，纳诸药，又名劳水或杨汛水。劳之则甘而轻，取之不助肾气而益脾胃。

潦水：如麻黄连翘赤小豆汤，"以潦水一斗，先煮麻黄，去上沫，纳诸药"。潦水是地面上流动的雨水，煮取因势利导，助清利湿热。

清浆水：如枳实栀子豉汤，"以清浆水七升，空煮取四升，纳枳实、栀子，煮取二升，下豉，更煮五六沸，去滓，温分再服，覆令微似汗"。清浆水又名酸浆，由"炊粟米熟，投冷水中，浸五六日，味酸，生白花，色类浆，故名"。意取其性凉善走，通关开胃、解烦、化滞。当归赤小豆散、半夏干姜散皆以浆水送服。

泉水：如百合地黄汤等百合汤类，取泉水清凉下热气、利尿，以助药清润心肺、引热下行之功。

加酒：如炙甘草汤，"以清酒七升，水八升先煮八味，取三升，去滓，纳胶烊消尽"。水酒同煮药，意取酒助药以行血通经，其他还有当归四逆加吴茱萸、生姜汤、瓜蒌薤白白酒汤类，红蓝花酒、当归芍药散、肾气丸、大黄䗪虫丸、赤丸、薯蓣丸等。下瘀血则是以酒煎药丸顿服的。

加蜜：如大半夏汤，"以水一斗二升，和蜜扬之二百四十遍，煮药，取二升半，温服一升"。意取蜜能缓中解毒，其他如甘遂半夏汤、乌头桂枝汤、乌头煎等，而建中汤则加饴糖。

加醋：如黄芪芍药桂枝苦酒汤，"以苦酒一升，水七升，相合煮取三升"。

意取苦酒收敛止汗。乌梅丸则以苦酒渍乌梅一宿，苦酒即米醋。此外，尚有苦酒汤。

3. 煎法选择

（1）水直接煎法

水两斗，煮取五升：奔豚汤。

水一斗或一斗二，煮取三五升：温经汤、橘皮竹茹汤、厚朴七物汤、麦门冬汤、黄芩加半夏生姜汤。

水八升，煮取三升：附子汤、真武汤、当归四逆汤、人参汤、当归生姜羊肉汤、苓甘五味姜辛汤、黄土汤等。

水七升，煮取二三升：小建中汤、桂枝去芍汤、柴胡桂枝汤、白头翁汤、半夏厚朴汤。

水六升，煮取二三升：苓桂术甘汤、甘草附子汤、赤石脂禹余粮汤、黄芪桂枝汤、木防己汤、栀子大黄汤、甘麦大枣汤等。

水五升，煮取二三升：抵当汤、桂甘龙牡汤、茯苓四逆汤、大黄附子汤、甘姜苓术汤、厚朴大黄汤、枳术汤、吴茱萸汤等。

水三升，煮取一升至一升半：桂枝甘草汤、干姜附子汤、白通汤、泻心汤、大黄甘草汤、旋覆花汤、甘草干姜汤、芍药甘草汤、四逆加人参汤、四逆汤、通脉四逆汤等。

水二升，煮取一升：如泽泻汤。

由此可见，用水量多两斗，最少二升，一般多数用五升，煮取量是用水量的 1/2 ～ 1/4，需要分次服的用水多，一次顿服的用水少，药味多用水多，药味少用水少，视病情需要而定。

（2）先煎

先煎麻黄：仲景方用麻黄均先煎去沫入药，以防使人心烦。

先煎葛根：如葛根汤及桂枝加葛根汤。

先煎茵陈：如茵陈蒿汤。

先煎大枣：如葶苈大枣泻肺汤。

先煎枣仁：如酸枣仁汤。

先煎茯苓：如苓桂术甘汤。

先煎瓜蒌：如小陷胸汤。

先煎赤石脂：如桃花汤。

先煎小麦：如厚朴半夏汤。

先煎半夏：如生姜半夏汤。

先煎枳实、厚朴：如枳实薤白桂枝汤。

仲景先煎之药，似有先入为主，取久煎出汁之意。

（3）后下

后下桂枝：如桂枝人参汤。

后下芒硝或厚朴：如调胃承气汤、柴胡加芒硝汤、大黄牡丹汤。

后下大黄：如厚朴三物汤。

后下香豉：如栀子豉汤、栀子甘草豉汤。

后下猪胆汁：如通脉四逆加猪胆汁汤、白通加猪胆汁汤。

后下鸡子黄：如百合鸡子黄汤、黄连阿胶汤。

后下饴糖：如大建中汤、黄芪建中汤。

上述后下，拟因该药物不宜久煎，以免破坏有效成分，或不需要煎煮之药。

（4）去滓再煎

如生姜、半夏、甘草三泻心汤，大柴胡汤、小柴胡汤、柴胡桂枝干姜汤、旋覆代赭汤等，均属去滓再煎之类。这几个方剂，均是寒热苦温混合调中法之方。古人认为，"复煮以共行其事之义"，加上小量分三次服，实取和解调中之意。

（5）麻沸汤渍药绞汁

如大黄黄连泻心汤、附子泻心汤，用沸水渍之须臾，绞去滓，分温再服。意取味薄气轻，清泄上部无形邪热。

（6）米熟汤成

如白虎汤、白虎加人参汤、竹叶石膏汤、桃花汤、附子粳米汤皆用粳米者。以米熟为标志，意在养脾胃之气。

4. 服药法选择

服药法的选择，外据阴阳消长的时机，内据服药前后机体的反应而定。

（1）顿服

顿服即每日一剂，浓煎，一次服完，如干姜附子汤、桂枝甘草汤、调胃承气汤、泻心汤、下瘀血汤、大黄牡丹汤、葶苈大枣泻肺汤等，此种服法有专、猛、速的优点。

（2）再服

再服即日一剂分两次服，如甘草干姜汤、木防己汤、小半夏汤、瓜蒌薤白白酒汤等。

（3）三服

三服即一剂分三服，如甘草泻心汤、人参汤、吴茱萸汤、鳖甲煎丸等，多数方剂属这种服法。陈年痼疾需散结，或虚损之证需缓补用此法。

（4）四服

四服即日一剂，分昼三夜一共四次服，如奔豚汤、皂荚丸、生姜半夏汤、麦门冬汤等皆是。治疗虚实夹杂，诸虚气逆之证。

（5）一服随机

一服随机即先一服，视病情变化是否二三服或二三剂，如桂枝汤"小促其间"，以微汗为度，"若一服汗出病瘥，停后服"。又如厚朴三物汤、抵当汤等皆是。一服得汗、吐、利者，则止再服，中病即止。再如赤丸方、乌头桂枝汤、桂枝茯苓丸、当归贝母苦参丸等治沉痼之疾方，从少量开始，逐步加量，以知、瘥、利为度。

（6）药后调养

如桂枝汤条下："服已须臾，啜热稀粥一升余，以助药力，温覆令一时许，遍身漐漐微似汗者益佳。"理中汤条下："服汤后，如食顷，饮热粥一升许，微自温，勿发揭衣被。"又如十枣汤条下："糜粥自养。"五苓散条下："多饮暖水，汗出愈。"桂枝汤条下更有饮食禁忌等。

药后调养，注意衣被、适寒温、调饮食与禁忌。

仝小林教授对方药量效关系有很深入的研究，他指出：①煎煮法与服药量对方药量效关系有影响。②因方施量：精方与围方药量大小不同，精方量大，围方量轻少。③处方的剂型不同，量也不同，汤剂量大，煮散次之，丸散膏丹更轻量。④从因药施量的角度看，首先是因药性、药效施量，无毒药、可食用药可大量，有毒药宜少量。⑤因配伍施量，如黄连配干姜，辛开苦降，仝氏认为6：1较平衡等。⑥因服药反应施量则是酌情随症加减用药。⑦因服药法施量还是指药总量大，分次服。如桂枝汤："病重者，一日一夜服，周时观之服一剂尽，病证犹在者，更作服。若汗不出，乃服至二三剂。"还有易呕吐少量频服、剧毒药轻剂量服等。

中医行内有句俗话，谓"不传之秘是药量"，用药量多少，如何煎服，何种剂型，如何服药，其实本质上都是进入人体的时效药量问题，所以仍属时与数问题。

上面提到遵循经方原著的用药剂量是普遍适用的原则。但另一方面，原著剂量因时代久远，认识有争议。如汉代剂量一两究竟为现代多少剂量？二是民间有些医生，用量特别大或特别轻，也都有临床疗效，又该如何认识对待呢？

我年轻时看过一本书，是广州市一位名叫张公让的医生所著，据称是中山大学医学学士及五代中医家传。书中提到广州怪医生：一个姓谭的医生治肺痨（肺结核），大约黄芪五两、巴戟天十两、当归三两、大黄五六钱、肉桂三钱。虽有变化，当归、黄芪、巴戟天必用。此量据说病人反映还不错。还记载另一位叫谭孟勤的医生，处方大致如下：生半夏、细辛、川椒、胡椒、薤白、干姜各八两，吴茱萸二至四钱，五味子四五钱。他的方子几乎千篇一律。他一剂药量重三斤左右，让人用十七八碗水煎余五碗，由上午煮至晚上，仍然很辣，但多数人服后并无不适，反而觉得"很舒服"。张公让氏的结论是：患者为阳虚，全身细胞极衰惫，或慢性病久病之后，消瘦虚弱，有时兼喘，痰液壅盛，或时吐葛粉汤样痰，鼻涕长流，中医所谓痰饮证，需用兴奋剂刺激者，这类重剂方确有神功。张公让氏曾依照他的方法将方减半，细辛、生半夏、胡椒、干姜、薤白各四两，吴茱萸二两，五味子五钱，治一类似上述之患者，改名为辛椒逐饮汤，治喘咳并全身虚肿患者有卓效。谭孟勤另有一温下处方：川椒、胡椒、细辛、薤白、半夏各半斤，沉香、陈皮、北杏、五味子各三四钱，煲五六个小时，泻下溏便为有效，必开胃。治高热数月不退、单腹臌胀、肠粘连等。"另一怪医叫何某，治一南京刘恺钟参事的夫人，患肺结核，据西医诊断已是肺痨三期，咳嗽、咯血、发热、颧红、消瘦、卧床不起，稍盖被亦觉吃力。处方：桂枝4两、附子6两、白术6两、干姜……合计数斤。家属姑存侥幸想法，依方配药，购大锅煎服。服时辛辣刺喉，几欲中止……服后无他变，次日见起色。守前方加减，两星期热退血止。咳轻能床缓步，休养月余，居然恢复健康，较两月前判若两人"。张公让氏认为"不佞闻怪医生治病事甚奇，以足供医林参考"，"吾辈多注意此大剂之研究乎"。

张公让应是新中国成立前较有资质的西医自觉学习中医的医师，他的记述应是较为可信的，也给人以深刻的印象。

近 30 年，国内诸如范中林、吴佩衡、李可等老中医均是大剂温阳学术派，治疗奇难杂症均令人佩服不已。但现代火神派的一些实践中，又发现不少人过用熟附子会出现乌头碱中毒，出现心房颤等，又会疑惑不前。

据闻国医大师朱良春因年近九旬高龄，肢冷麻痹，曾故意请李可老中医开处方。李老深思熟虑很久，开出重剂：熟附 60g 和干姜、细辛、山萸肉之类。朱老连服 4 剂，稍觉舒服，未敢再续服。

综上所述，笔者认为，一是大剂量用药也应用对证对体质的组方，疗效才会好。二是追求大剂温阳药，组方变化不大，虽然炙甘草、干姜、附子同用，久煎后副作用不明显，服后"舒服"，但也未必能解除疾病，这种情况为数不少。三是火神派有功与过，功是闯出治疗疑难痼疾的新路子，过是易出现药物中毒的医疗纠纷，这个分寸的把握目前尚不明确。四是对于疑难痼疾沉疴确有疗效的方子，可能是通过温通之阳，改变久病之人的阳虚本质，改变病人原来衰弱反应状态。西医治疗心衰用洋地黄的饱和量与中毒量很接近。大剂量糖皮质激素对某些免疫性疾病的有效量的掌握，都是通过大量的动物实验研究取得的。所以大剂量温阳药的应用问题，有待日后继续深入探讨。

笔者初出道行医未几年，曾用生地黄 30g，益母草 30g，苦参 30g，治年近五十岁的房颤患者，连服近一个月，竟能使房颤消失。后来笔者自己肠道不适，大便稀溏，自拟苍术牡蛎苦参丸方煎服，苦参用 10g。服数剂后，发现肢体活动不自如，竟如木偶人一样。此后即不敢再多用苦参内服治病。据闻国内有人治疗糖尿病用大剂量黄连降糖有效，不知道大剂量黄连用后又会如何消除由此带来的副作用。可见大剂量中病是新途，毒副作用须防范。

另外，轻剂量药治疗也是另一流派的途径。所谓"轻可去实""上焦如羽，非轻不举"，就是理论依据。李东垣方有轻有重，如清暑益气汤中，黄芪、苍术各一钱五分，五味子九粒，全方剂量为八钱五分，也善用方呚咀成粗末，然后煮散服。叶天士用方剂量亦轻。这都是先哲前贤用轻剂的典范。薛生白《湿热篇》中，苏叶、黄连各数分，治呕恶无休，就是轻剂取胜的典型方子。

新中国成立前，上海恽铁樵医生、广州郭梅峰医生都是以轻剂出名的医生。据说郭梅峰医生在新中国成立后曾被广州中医学院聘为顾问，足见其影响力，应是独树一帜的名家。根据其女郭燕文、女婿杨干潜整理他的经验，郭老除用药剂量轻外，更喜用质地轻的药物，尤长于儿科、妇科。如发热常用白薇、葛花、蝉蜕；养胃阴用生地黄、糯稻根、麦芽；桑寄生引经治腰肾不宜重用，重用苦降反眩；小儿泄泻认为是胃阳浮越，用莲肉、石榴皮；泄热用茉莉花、麦芽、蝉蜕、糯稻根。他认为花类可散邪，尤其扁豆衣能清暑湿、畅脾神。对小儿又常调以甘药，甘多酸少，生地黄、石斛、扁豆花、苏梗、麦芽，酸用橙汁、杨桃汁。又认为治病固本，所以小儿健脾，男人育阴，所谓阴精所奉其人寿；坏病养心，因心为五脏六腑之主。妇女重养血调经，常用当归加白薇，方药如熟地黄、枸杞子、山萸肉、怀山药、菟丝子、炙甘草、茯苓、白薇、莲须。调经健脾用当归、熟地、川芎、白芍、柏子仁、麦芽、砂仁、扁豆花、甘草。产后发热，用生化汤加白薇等。再如眼科，汤方用药每味只用一钱几分重，或用丸散剂缓缓图治，临卧前服，均体现"其高者因而越之""轻可去实"等宗旨。再纵观日本的皇汉医学，他们把汉方制成桂枝汤、小柴胡汤冲剂，每包 2～3g 重，固是因节省药源的国情，也应有临床疗效的客观存在。

综上所述，笔者的体会是：久病痼疾耐药患者，考虑重剂破常规。小儿稚阳之体，或清窍上部之疾，宜轻清取胜为妥。

今转载重剂温阳大师范中林、吴佩衡名医案，并删去按语。他们均有常剂案例及重剂熟附至 100 多 g 的案例，以供参考，慎重实践。

【例一】太阴证视歧（复视、双目动脉硬化性视网膜病变）

刘某，男，54 岁，成都某公园职工。

病史：1772 年冬某日早晨刚起床，看见自家的门、行人、车辆都是成双成对，房屋成了白色……当即到某医院诊治，经眼科检查后，确诊为"双目动脉硬化性视网膜病变"。服鱼肝油并注射维生素 B$_{12}$，治疗一段时间，病情如故。后来再注射维生素 B$_{12}$，服用鱼肝油，又服了一些中药，诸如珍珠母、石决明之类，仍无效。两月以后，来范老处求诊。

诊治：两月前突然发病，视一为二，有时视物变白色。除此全身无明显不适和既往病史。舌淡红，苔白黄微腻，稍紧密，白睛微现淡红血丝。此为寒湿之邪入侵手太阴肺经，形成视歧。法宜散寒湿，利肺气，通经脉，以麻黄汤加减主之。

处方：麻黄 10g，杏仁 12g，法半夏 12g，甘草 10g。

上方连服 6 剂，复视消失，视觉恢复正常。

1978 年 12 月 28 日至患者家中追访。他高兴地说：6 年前，吃了 6 付药，眼睛便完全恢复，每付药才九分钱。自那时起，不仅照常算账看书，还经常书写蝇头小楷，作国画，描绘山水、花鸟、人物等，一如常人。

【例二】少阴证喉痹（慢性咽炎）

李某，男，36岁，四川三台县某厂干部。

病史：1971年5月，咽部有异物感，吞咽不利，并伴有项强、胸满、肩酸、背痛等症。某医院诊为"慢性咽炎"，服用炎得平、六神丸、四环素类，并用冰硼散治疗，病势不减。后续服清咽利膈、泄热解毒中药约半年，咽喉疾患益重，并出现恶寒身痛、胸憋气短、胃腹胀痛、完谷不化等症。自疑"癌"变，思想包袱沉重。于1972年2月22日求治。

初诊：咽痛，吞咽如有阻塞，胸满，纳呆，便溏，头痛，咳痰，四肢清冷。舌质偏淡，苔微黄滑，脉弱无力。此病乃过服凉药，以致阳气虚微，复因旅途劳累，受风寒侵袭。本少阴喉痹，今又兼太阳外邪。以麻黄附子甘草汤加细辛、生姜，扶阳解表，通达内外。

处方：麻黄10g，制附片60g（久煎），甘草20g，细辛3g，生姜30g。4剂。

二诊：头痛、胸满、咳痰俱减，余症无明显变化，原方再服4剂。

三诊：身疼减，饮食增，便溏止，咽痛痹阻稍有好转。因肾阳虚衰，阴气上腾，痰湿上干清道，日久凝聚较深，致喉痹难愈。以大剂四逆汤，壮阳驱阴，加上肉桂温营血，助气化，益火消阴，散寒止痛。

处方：制附片120g（久煎），干姜60g，炙甘草30g，上肉桂12g（冲服）。3剂。

四诊：咽痛痹阻等病证基本消失，精神大振。久病气血皆亏，应培补脾肾，以理中丸加阴阳平补之品，嘱其缓服。

处方：党参30g，白术30g，干姜30g，制附片60g，上肉桂15g，紫河车30g，冬虫夏草30g，菟丝子30g，炙甘草20g。3剂，共研细末，水打丸。日服3次，每次10g。

月余后，其友来告，患者已病愈上班。

1979年8月3日追访，效果良好。

【例三】太阳伤寒表实证

王某，男，42岁，某厂干部。

患者昨夜发热，体温38.9℃，今晨来诊仍发热，头痛，颈项强直，肢体酸楚而痛，流清涕，心烦欲呕，食减而不渴，脉浮紧，舌苔薄白。此系风寒伤及太阳肤表所致。《内经》云："其在皮者，汗而发之。"照仲景法，当以辛温发散以解表邪，拟麻黄汤加味主之。

麻黄 6g，桂枝 10g，杏仁 10g，法半夏 6g，防风 6g，甘草 6g，生姜 3 片。

嘱温服而卧，取汗自愈。孰料病者家属畏忌麻黄一药之温，恐燥热伤津，自行将药中麻黄减除，服一碗，未得汗。见其躁烦，热势反增，体温升至 39.7℃。继服第二碗，则头痛如裂，身痛如被杖，恶寒较昨日更甚，疑为药不对证，邀余往诊视。脉来浮紧急促，苔白腻，呼痛呻吟，虽言失治，幸喜表寒证型未变，释明其意，即嘱仍用原方，万不能再去麻黄。经照方服药二次后，温覆而卧，少顷汗出热退，表邪解，遂得脉静身凉而愈。

【例四】厥阴证（耐药性金黄色葡萄球菌性急性严重型肺脓疡）

海某，女，19 岁，因病住昆明某医院。1959 年 1 月 3 日邀余会诊。

患者行剖宫产失血过多，经输血抢救后，突然高热 40℃以上。经用青霉素、链霉素等治疗，数日后体温降低，但一般情况反见恶化，神志昏愦，出现严重呼吸困难，白细胞高达 $2.0×10^9$/L 以上。因病情危重，不敢搬动，故未做 X 线检查。当时西医未做出明确诊断，继续以大量广谱抗生素治疗，并配合输液及吸氧，均未效。延某医则投以麻杏石甘汤一剂，病情更趋险峻，西医会诊亦提不出有效方案，乃延余诊视。

患者神志不清，面唇青紫灰暗，舌质青乌，鼻翼扑扑扇动，呼吸忽起忽落，似水往复，十指连甲青乌，脉弦硬而紧，按之无力而空。盖此病已入厥阴，肝肾之阴气内盛，非传经病，系真脏病，心肾之阳衰弱已极，下焦之真阳不升，上焦之阴邪不降，一线残阳将绝，已现衰脱之象，危殆费治。唯有扶阳抑阴，强心固肾，尽力抢救垂危。主以大剂回阳饮（即四逆汤加肉桂）。

附片 150g，干姜 50g，上肉桂 10g（研末，泡水兑入），甘草 20g。

因附片需要先煨三四个小时，方能煨透无毒，故让患者先服上肉桂泡水，以强心急救之。

二诊：神志较前清醒，嗜卧无神，已能缓慢回答询问，可以吃流汁，舌尖已见淡红色，舌苔白滑厚腻，口唇青紫较退，两颊紫红，鼻翼不再扇动，呼吸仍有困难，但已不再起伏如潮，开始咳嗽，咳大量脓痰，脉仍弦滑而紧，按之而空。衰脱危候大为减轻，仍以扶阳温化主之。

附片 150g，干姜 50g，上肉桂 10g（研末，泡水兑入），半夏 10g，茯苓 20g，甘草 8g。

三诊：神志清醒，面颊微转红润，指甲唇舌青紫已退十之八九，鼻头、目眶微青，午后潮热，喘咳气短，咳大量脓痰，脉弦滑，再以上方加减主之。

附片 200g，干姜 100g，茯苓 30g，上肉桂 10g（研末，泡水兑入），公丁香 5g，法半夏 10g，橘红 10g，甘草 8g，细辛 5g。

四诊：面红润，口唇、舌质青紫已退，呼吸渐趋平稳，午后潮热已退，咳嗽、咳脓痰稍减少，能进食，大便溏泻，系病除之兆。脉转和缓，大病已初退，再以扶阳温化主之。连服三四剂可望康复。

此时患者情况好转，可以搬动，经 X 线检查发现双肺有多个大小不等的圆形空洞，内容物已大半排空。血液细菌培养报告，检出耐药性金黄色葡萄球菌。西医最后诊断为"耐药性金黄色葡萄球菌性急性严重型肺脓疡"。

附片 150g，干姜 50g，广陈皮 8g，杏仁 8g（捣），炙麻黄 8g。

连服 4 剂，一周后诊视，患者喜笑言谈自如，精神、饮食业已恢复，病状若失，至此痊愈。

此例住院患者，中西医合作治疗是取得疗效的依据。

第四节　燮理阴阳是对病态的多样化调节

前面曾提到，中医调治阴阳"以平为期"，其中的平即动态平衡，"法于阴阳，和于术数"的和，以术数求阴阳和的和，即"阴平阳秘"。非平衡稳态，"疏其气血，令其调达，以致和平"。气血通畅条达，阴阳自然和平，这就是调燮阴阳的大纲，即《灵枢·师传》所说："为治之道，顺而已矣。"而所谓顺，首先是顺应天地四时阴阳，掌握一些术与数进行调治。

一、燮理阴阳与时辰掌控

由于阴阳象数是天人相应的，所以人体的阴阳消长与自然阴阳消长是同步的，若不同步就意味着病变了。因此，时令阴阳与疾病有十分密切的关系。

重病痼疾多发于春分、秋分、冬至、夏至，也易死于此时。春秋二分节令、昼相均等、阴阳平衡之时，人体与之相应，也即阴阳平和，否则非病重即预后不良。冬夏二至节令为阴阳转化之始，冬至一阳生，夏至一阴生，人体与之相应则阴阳平和，阳生阴长，否则阴阳离决，预后不良。老人遇节令骨疼、困乏也是时令影响，身体阴阳失衡所致。一昼夜，也是阴阳消长一年变化的缩影。卯时、酉时，相当于春分、秋分，是寒热适中、阴阳平衡之时。午时、子时一阴一阳生，相当于夏至、冬至，是寒热阴阳转折变化之时，影响人体阴阳的变化。阳明病的日晡潮热为实热，肺痨瘵之午后潮热为阴虚内热，心阳式微多鸡鸣躁扰。阳气虚、清阳不升多见上午困乏发病，热病入阴多昼轻夜重，死时是在黎明、日落、日中或夜半之际，则视其邪在气血、阴阳的虚实相对状态而定。这是阴阳象数异常在临床上的表现。

岳美中教授曾治一李姓10岁女孩，其父抱持而来，合眼哆口伏在背上，四肢不自主下垂软瘫，家人代诉孩子病已3天，每到中午午时、夜半子时即出现这种症状，呼之不应，过一小时许即醒如常人。再三思考：子时一阳生，午时一阴生，此时发病痴迷与四肢不收，是阴阳转枢失司，用小柴胡汤两剂试用，竟然霍然而愈。但是，若是仅子时发病，则可能是阳气不振，一阳初生障碍的子时病证，更可能是温通阳气的适应证。笔者曾治若干冠心病体胖患者，每于子时胸闷作痛、气促心悸，用桂苓枣甘汤加丹参、赤芍、川芎、红参、乌药等而起效。若是高血压，以酉时前后为高者，则宜育阴潜阳。若是湿温证，亦"午后潮热，状若阴虚"，舌象脉候不同。若夜间发热甚，"昼明夜甚"，则是热入阴血之中，宜凉血清热了。如上所述，燮理阴阳首先是人与自然阴阳消长同步的协调。

二、燮理阴阳与药对配伍

阴阳学说的相反相成阴阳互根的理论，临床上多体现在双向调节上。用药除了"寒者热之，热者寒之""虚则补之，实则泻之"及"其高者引而越之，其下者引而竭之"等正治法外，更多是寒热并用、攻补兼施、表里双解各种方法，常见于八纲辨证的论述中。而药物配伍更有润燥互用、升降配伍、动静结合等有偏向性的双向调节，从而达到纠偏阴阳的目的。所以中医极少使用单味药治病，而是使用药对组方。例如：黄连与干姜，寒温并用，辛开苦降，治心下痞满。人参配五灵脂，攻补相反之同用，治气虚血瘀小腹痛。凉膈散能表里双解。麻黄与杏仁润燥同用于协同解表。济川煎治便秘用升麻配枳壳、牛膝，升降互用。桂枝汤桂枝配芍药，生姜配大枣，则为动静结合。如此等等，不胜枚举。因此，中医治疗疾病，调燮阴阳的大部分方式是以药对或配方来完成的，针灸亦然。当然，近年也发现同一种中药也有双向调节作用，如：北黄芪，重剂量降压，常用量升压；当归能收缩子宫，又能抑制子宫收缩；白术常用量健脾止泻，大剂量益气治便秘。但一药双向疗效的产生，是建立在不同剂量或不同人的体质与证候基础上的，没有这样的基础，便没有一味药的双向调节作用。对于药对使用问题，下面另行详述。

三、燮理阴阳与升降上下调治

阴阳学说在临床上还可伸延到升降气机及相应的若干治法上。《素问·五常政大论》说："阴精所奉其人寿，阳精所降其人夭。"又谓："出入废则神机幻灭，升降息则气立孤危。"说明人体气机升降是生命体征极重要的因素。而人整体气机升降首先是阴阳升降，并带动着各脏腑之间的阴阳气机升降。《素问·阴阳应象大论》说："清阳出上窍，浊阴出下窍，清阳发四肢，浊阴走五脏。"又说："清气在下，则生飧泄，浊气在上，则生䐜胀。"《素问·经脉别论》关于水谷入胃后的代谢表述："饮入于胃，游溢精气，上输于脾，脾气散精，上归于肺，通调水道，下输膀胱。"概括起来，大致是肺气肃降，又能通调水道；肝气上升，与肺气互为升降；脾气上升，胃气下降；心火下行，肾水上滋，心肾水火应相交等。其气太过或不及则升降失司成病。也正是有气机升降的病理改变，便引出中医上病下取、下病上取的方法来。临床上常见的是肺失肃降，不能通调水道，下输膀胱，致小便不利，常用提壶揭盖法。五苓散、猪苓汤之类不效，加桔梗、北黄芪开提肺气，往往有效。肺胃有热，咯吐鲜血不止，为火性炎上，迫血妄行。三黄泻心汤釜底抽薪，屡有奇功。肺胃有热，咽喉肿痛，桔梗甘草汤加大黄、赤芍、连翘等，也是手到擒来。这是肺与大肠相表里之故。先父曾治肺积水，抽之缓解，但不能止，大便秘结，用大承气汤多剂而见效。均同此理。

临床上脾气不升、胃失和降亦常见。李东垣的补中益气汤就是治脾气不升引起头晕、少纳、乏力、汗出之感冒的著名方剂，谓之能升阳以御外、益气以强中，内伤外感均可用之方。气虚之头晕眼昏黑等是清阳不升，则用聪明益气汤（葛根、升麻、白芍、炙甘草、蔓荆子、黄柏、人参、北黄芪）。妇人气虚下陷崩漏则用举元煎（人参、北黄芪、白术、炙甘草、升麻），以升阳益气、固摄元气，崩漏即止。"清气在下，则生飧泄"，则用七味白术散（白术、人参、茯苓、甘草、藿香叶、木香、葛根）健脾止泻，儿科尤多用。胃不和降常见呕吐、嗳气、大便难、腹胀痛等，藿朴夏苓汤最常用。以嗳气、呃逆为主常用旋覆代赭汤。胃不和兼胆郁现代也很多见，胃痞、胁痛、嗳气、梦多、心烦悸，宜温胆汤加减。反复呕恶、水谷不入，则宜苏叶黄连饮频服。临床上还有一种眩晕因清阳不升，浊阴不降，水饮内停而起，宜天麻半夏白术散合黄芪赤风汤。

肝气宜升，肺气宜肃降。但肝为将军之官，体阴而用阳，肝阴不足则易肝阳上亢，出现头晕胀痛、目赤烦躁等，宜平肝潜阳的羚角钩藤汤。肝火上炎则为目赤、口苦、尿黄、头痛、发热等，则宜龙胆泻肝汤。肝火上炎克肺，致肺不肃降，咳嗽气逆则宜黛蛤散。

心肾不交则又是心火上炎、肾水不能上济的另一种升降失司。心之君火是元阳所系，温养神气亦以肾水滋养为物质基础。心肾不交常用交通心肾或引火归原的治法。心肾不交最常见的症状是失眠，常因劳累引起，用六味地黄汤加上好肉桂或交泰丸（黄柏、知母、肉桂）引火归原有良好的疗效。若不效，笔者的体会是用导赤散加女贞子、牛膝、夏枯草、夜交藤、五味子、郁金等，进一步引心火下行，肾水上滋，交通心肾，疗效较好。二是口腔溃疡或谓复发性口疮，常反复口糜、咽干不多饮、口涎多，难愈。用导赤散合封髓丹加绵茵陈、女贞子、牛膝、夏枯草、蒲公英、乳香等引火归原有较好的效果。

内伤劳热、长期低热、饮食自调、睡眠不好、午后热高，也可用引火归原法。以六味地黄汤加肉桂、银柴胡、胡黄连、白薇等治疗。

笔者曾治一男童，13岁，因5个月前足背湿疹渐至查出尿红细胞（＋）、尿蛋白（±）来诊。腰酸痛、尿黄、舌尖红、脉稍数，用二至丸合导赤散加蝉蜕、牛膝、白芷、血余炭，4剂，稍瘥。再用六味地黄汤（旱莲草易生地黄）及怀扁六君汤十余剂而愈。以后周服2剂，3个月复查无复发。

引火归原适用于阴虚早期，阴虚火旺，心火上浮，久则阴损及阳，致肾阴阳两虚，以阴虚为主，用六味地黄汤加小剂量附、桂等药。

"归原"论源于张景岳，其后赵献可发挥至"气不归原"论，治怔忡气喘促："先以八味丸、安肾丸、养正丹之类煮人参、生脉散送下，觉气若稍定，然后以大剂参芪补剂加破故纸、阿胶、牛膝等，以镇于下，又以八味丸加河车为丸，日夜遇饥吞服方可。"甚至有"水不归原"论：与虚损、痰饮、非风等，宜八味、六味为治水泛为痰之圣药。现代研究发现，肉桂有提高垂体、肾上腺系统及交感神经水平、扩大中枢性及末梢性血管、增强血液循环、兴奋胃肠功能等作用。因此，归原学说有可能是对人体丘脑－垂体－肾上腺－性激素等内分泌轴的调节起主导作用的。

正是气机升降的基本原理而引出中医上病下取与下病上取的治法。如上面所述的釜底抽薪、提壶揭盖的治法，就是例子。一般来说，"其高者，因而越之"，发汗疏风是正治；"其下者，引而竭之"，渗利通下是正治。但当有些病正治疗效不佳时，就应充分运用阴阳气机升降原理，视病势强弱加以反佐或反治，以降助升，以升助降，反能提高疗效。最突出的例子是针灸，如《针灸聚英·肘后歌》说："头面之疾针至阴，腿脚有疾风府寻，心胸有病少府泻，脐腹有病曲泉针。"而内科临床上应用亦不少，如阳明病"目不了了，睛不和"用大承气汤；肺炎高热不退、大便秘结，用通下泻热，多疗效迅速；因肾虚导致的口干、头晕、目眩，杞菊地黄汤补其下；肾水上泛，头晕恶心、浮肿，用真武汤温肾阳利水。甚至应用于外敷或含服，如《石室秘录·引治法》说："如人虚火沸腾于咽喉口齿间……乃用外治之法，引之而愈，方用附子一个为末，米醋调成膏药，贴在涌泉穴上。"或喉痹、口疮用肉桂配少许白蜜含服。这些均是上病下取、围魏救赵的典型例子。提壶揭盖以利水、祛风以胜湿、升提气机以止崩漏下血等，则又是下病上取的例子。

四、燮理阴阳与身心、饮食等的多途综合调养

当年读司马迁《史记·扁鹊仓公列传》印象最深刻的是扁鹊"望齐候之色"。扁鹊说："疾之居腠理也，汤熨之所致也；在血脉，针石之所及也；其在肠胃，酒醪之所及也；其在骨髓，虽司命无之奈何。"这里也揭示了一个很重要的医理，疾病在不同层次部位，应该选择不同的方法与手段对应治疗。现代内科医生往往只是注意内服药，而忘记分层次、多手段、多途径用药治疗。这种遗忘给临床治疗带来不少的负面影响，也是对燮理阴阳的表里上下

认识上的疏忽。总之，燮理阴阳应注意"杂合而治"的各种调养将息。中药有膏、丹、丸、散多种传统制剂，有内服，更有外敷、熏洗、坐药、熨脐、塞肛、针灸等种种手段，对不同层次与部位做出选择，对较复杂的病情采用多途径给药，应是一个旧法新途的再选择。

《内经》中有"精神内守，病安从来"，注意精神的养生调摄，重视患者心理治疗，则又是临床上极重要的问题。汉代枚乘的《七发》中提到楚太子有疾不起，精神沉沦，医者分别从音乐、饮食、骏马名骑、宫苑游乐、游猎登山、观涛和言论等七个方面循循善诱，终令楚太子"据几而起"，"涩然汗出，霍然病已"，说明心理治疗的重要性。中医的病因包括七情六淫，而七情致病必然影响五脏阴阳气血的变化，怒伤肝、恐伤肾、思伤脾、忧伤肺、喜伤心等的诊治也不必在此重复。现代社会中，工作压力大，焦虑、失眠、心悸、怔忡十分常见，家庭纠纷等致情志不舒、月经失调、心烦易怒等亦常出现。长期慢性病缠绵难愈，患者失去信心，危重病人失去与疾病斗争的勇气。更有"恐癌症"者，不管是否有癌症，总觉得自己可能患癌症，如此等等，都需要重视心理治疗。

除中医传统的情志疗法外，现代社会心理因素更多是焦虑与抑郁。要进行这类病人的心理诱导，则需要耐心与智慧。笔者认为，应提倡"培养好心情"，对工作与生活压力积极面对，对结果随缘，从容处理生活工作中的问题。诱导与暗示则是这个过程中很重要的方法。适当的文娱体育活动，是现代人养生、转移心情的可行办法，对慢性病人也是有效的治疗手段。《素问·移精变气论》说："毒药不能治其内，针石不能治其外，故可移精祝由而已。"当正常治疗的内外手段无效时，"移精变气"就是我们解决问题的方向。在古代的环境与历史条件下，祝由也许是一种祈祷与暗示相结合的手段。现代人的手段不一定是祝由，可以利用气功、太极拳、书画及各种文体活动，转移精神心理负担。

另外，慢性病人长期用药物治疗，也会产生耐药性。《内经》云："久而增气，物化之常也，气增而久，夭之由也。"因此，饮食治疗也就成了另一种应予思考的手段。所以，《内经》说："五谷为养，五果为助，五畜为益，五菜为充，气味合而服之，以补精气。"后世张鼎的《食疗本草》、元代忽思慧《饮膳正要》都有大量的饮食疗法。现代有关药膳、饮食营养的书籍也已大量问世，说明饮食疗法是有广阔前景的保健与治疗兼有的途径。仅就个人的体会，介绍如下。

1. 鸡肉姜葱汤　虚人感冒、流清涕、汗出困乏等，宜鸡肉姜葱汤。小母鸡 1/4 只，生姜 5 片，大枣 4 个，清水煮开 10 分钟后即得，加葱花，调味后服汤与鸡。

2. 双鸡汤　妇女月经过后头晕、面白或单纯缺铁性贫血等，宜双鸡汤。鸡血藤 30g，小母鸡 1/4 只，同煲吃汤。

3. 当归生姜羊肉汤　出自张仲景的《金匮要略》，先父对妇人产后均以此汤调理。羊肉 250g，生姜 30g，当归 20g，同煲。若羊肉膻重，或觉稍热，加甘蔗 60g 同煲。

4. 姜附狗肉煲　治肾阳虚肢冷、虚寒等病证。生姜 150g，熟附片 30g，狗肉 1000g，八角 15g。将狗肉洗净切块，先将熟附片、生姜块同煲 2 小时，后将狗肉、八角放入内，加水煲至狗肉熟烂后，再加葱、油、盐调味即可食用。

5. 祛风湿蛇肉煲　调治风寒湿痹、筋骨痛、手足屈伸不便者。胡椒根 40g，乌梢蛇肉（或白花蛇肉）250g，两者同入，煲至蛇肉熟透，调味即可服食。

6. 小儿开胃粥（鸭肾粥）　治小儿厌食。先用水仙子 5g（洗漂）、生姜 3 片共煮水隔渣后，去渣用水，再加水，放入鸭肾 4 只，老米 1 两，瘦肉半两，煮粥服用。

7. 降糖祛湿汤　对新发现的糖尿病疗效较好。冬瓜 30g，薏苡仁 30g，僵蚕 15g，鸡内金 10g，煲水为汤半小时，后加入鲜猪胰脏一副（切碎），滚至刚熟即得，调味可服食。

8. 上火咽喉痛茶　金银花 20g（为末），胖大海 2 只，罗汉果 3g，夏枯草 10g（为末）。上四味加滚水泡焗，去渣后加冰糖，多次呷服。

9. 蔓荆酒　为调耳聋酒，能清头目耳聋。蔓荆子 100g（微炒）、米酒 500mL，冬浸 7 日，夏浸 3 日，去渣，每次饮 20～40mL，每日 2～3 次。

10. 赤小豆鲤鱼汤　调理尿少、下肢浮肿者。将赤小豆洗净泡半小时，鲤鱼去肠脏腮留鳞，洗净，加生姜同煲至半小时即可食。若是肾炎浮肿，加盐不宜。

慢性病、疑难病是否都采用综合手段，则视病情而定。而目前治疗肿瘤病，则基本是多种手段共用。郑伟达教授提出四位一体疗法治疗肿瘤，贯穿疾病的全过程，核心是贴心的心（理）疗、有效的药疗、合理饮食的食疗及适当的体（育锻炼）疗，能有效防止复发转移，令部分患者带瘤生存。因此，药、心、体、食等多样化的调治调理，本质上仍是对人适应环境与自然阴阳的协调。

五、以药对作双向调节的对症纠偏

中医临床普遍运用辨证论治这一方法，实际临床上是诊病审因、辨证察机、随机选方、无方立法、对症用药为多。方证相对是常有的选择。因此，凡初学中医的人必须要背诵方歌。本人初学中医时，受家父熏陶，背诵了不少歌括，如陈修园的关于《伤寒论》《金匮要略》的长沙歌括、时方歌括及后人的《汤头歌诀》，以及以后其他温病的歌诀等，为初临床诊疗时见病悟歌括，识病机，会开方奠定了基础。但细想起来，现代纳入高等教材的辨证论治理论体系的方证，其实也像武术套路，掌握药对，就是对症用药的基础。临床时，多数患者不会按照书上来病，要加减变化。人与人对打时也不能照套路，而要领会套路拆法，学会散打技巧。药对技巧就如散打技巧一样，这就是"无方立法，对症用药"的技巧。

首先解释方剂组成的是清·汪讱庵的《医方集解》，其中解释方剂的加减，就阐释了药对的对症治疗与对证作用。焦树德的《用药心得十讲》、全国统编教材《方剂学》等都谈及不少药对作用。最近，胥庆华氏等编著的《中药药对大全》对药对的阐述似较为全面、系统，宜参考。由于近人在这方面的经验介绍较多，难说谁是原创，仅能作摘要引录。

在药对配伍中，有相反配对，即十八反的药物配伍，古人认为不可用，如海藻配甘草或人参配五灵脂等。胥氏指出：若其发挥得当，可以因"彼此相忌"而"各立其功"，但"没有充分把握，切莫轻投"。林通国著《中医拮抗疗法》一书，认为相反药物配伍，每用人参、藜芦、甘草、海藻、细辛、乌头、贝母、巴豆、大黄等相配，若使用得当，可以治疗一些停痰伏饮的咳喘、疼痛，肝气横逆、痰凝气滞所致癥瘕、积聚，寒湿阻滞所致痹证、外伤瘀滞等，临证可参考。

（一）药对的组成方式与作用

胥氏认为：为了适应各种各样的病证，药对的组成也是复杂多变的，通过对大量药对的综合归纳分析，其组成方式可以概括如下。

1. 以七情和合为主组成的药对　以七情和合为主组成的药对有相须配对、相使配对、相畏配对、相反配对。

2. 以性味为主组成的药对　以性味为主组成的药对有寒凉配对、温热配对、寒热配对、辛甘配对、辛苦配对、辛酸配对、酸甘配对、芳香配对、甘淡配对。

3. 以功效为主组成的药对　以功效为主组成的药对有宣散配对、升降配对、消散配对、补益配对、补泻配对、理气配对、理血配对、气血配对、除湿配对、润燥配对。

4. 以其他形式组成的药对　以其他形式组成的药对有阴阳配对、刚柔配对、引经配对。

关于药对的作用，胥氏等认为其具有协同增效作用、相辅助效作用、相互兼治作用、双向调节作用、变生新效作用、引经作用、相互制约作用及其他作用。

（二）对症下药摘介

1. 散邪透解症药

酌选——防风、白芷：①外感风寒所致的头痛、鼻塞流涕。②肿痛疮疡等外科疾病。

酌选——紫苏、生姜：①外感风寒表证。②因食鱼蟹所致的腹泻、呕吐。

酌选——蝉蜕、菊花：①目赤肿痛、翳膜遮睛属风热壅盛，或肝经风热者。②外伤性角膜损害遗留的翳障、视物不清。

酌选——蔓荆子、白蒺藜：肝经风热或肝火上炎所致的头昏头胀、头晕目眩、目赤多泪。

酌选——白芷、黄芩：①风热外袭头面所致的头目昏痛、眉棱骨痛、牙龈肿痛。②急、慢性鼻窦炎。③乳痛、疮肿。

酌选——菊花、川芎：①风热上攻，头晕目眩，发热，口干，苔薄微黄，脉浮数。②肝阳亢盛所致的偏正头痛。

酌选——浮萍、牛蒡子：①风热感冒，咽喉肿痛。②痘疹初发或透发不畅。③风疹瘙痒。

酌选——白芷、石膏：①风热入于阳明，循经上攻所致牙龈肿痛、面颊肿胀。②风热感冒而见前额及眉棱骨处疼痛，灼热难忍。③胃中伏火证。

酌选——柴胡、葛根：①外感表证，逐渐入里化热而见身热渐甚、头痛身痛、无汗咽痛、项背强束。②风疹，麻疹，症见体热不退、肢体烦痛。

2. 寒热调适症药

酌选——附子、干姜：①阳虚欲脱之四肢厥逆、脉微欲绝。②脾胃虚寒之脘腹冷痛、呕吐、腹泻。

酌选——吴茱萸、当归：①冲任虚寒之月经延期、量少而黑、少腹冷痛。②肝经寒滞所致的疝气疼痛。

酌选——饴糖、花椒：①中焦虚寒、阴寒上乘之猝然脘腹剧痛、呕吐清水、手足冰冷、脉沉弦。②虚寒虫积腹痛，时作时止，呕吐苦水。③脾胃虚寒之脘腹冷痛、呕吐、四肢不温。

酌选——石膏、细辛：①风热上攻之头风、头痛、三叉神经痛。②胃火上炎牙痛、牙龈肿痛。

酌选——知母、天花粉：①热病热邪伤津，口干舌燥，烦渴。②消渴病。症见口渴、饮多、尿多者。

酌选——黄连、木香：细菌性痢疾或肠炎。症见下痢腹痛、里急后重、痢下赤白等。

酌选——黄连、大蒜：热痢脏毒，便下脓血。

酌选——黄连、干姜：①寒热互结心下而见胃脘痞满、嘈杂泛酸、不思饮食。②上热下寒所致的食入即吐、腹痛肠鸣、下痢不止。③泄泻、痢疾。

酌选——黄连、紫苏：①湿热阻困上、中二焦之恶心呕吐、胸闷不舒。②肝胃郁热、胃气上逆所致的妊娠恶阻、胎动不安。③尿毒症属湿热秽浊阻于脾胃而致剧烈顽固性呕吐者。

酌选——黄连、吴茱萸：肝火横逆、胃失和降之胁痛、口苦、呕吐吞酸、舌红、苔黄、脉弦数。

酌选——栀子、姜黄：①肝胆热毒壅滞、血瘀气结所致的发热、胁痛、口苦咽干。②急、慢性肝炎，胆囊炎，胆石症。

酌选——山栀、高良姜：①中焦脾胃寒热错杂、脘腹疼痛、胃中嘈杂似饥等。②下利后腹中虚痛。

酌选——升麻、黄连：胃有积热所致的口舌生疮、口腔黏膜溃烂、牙龈肿痛及喉痹乳蛾等。

酌选——玄参、升麻：①时邪疫毒、咽喉肿痛不利、口腔糜烂等。②阴虚津伤、虚火上浮所致的顽固性口腔溃疡。

酌选——半夏、夏枯草：痰热内扰、遏阻中焦所致的胸闷、头昏、头痛、睡眠梦多等。

3. 透热解毒症药

酌选——甘草、绿豆：①用于砒石、巴豆、附子、苍耳草等一切草木金石诸药中毒。②用于鱼蟹、豚、蛇等食物中毒。③用于一切痈肿疮毒，或防治痘疮、麻疹之流行感染。

参考用量：绿豆 30 ～ 120g，甘草 9 ～ 15g。

酌选——黄柏、知母：①相火妄动、梦遗精滑。②男子"阳强"，女子性欲亢进。

酌选——知母、地骨皮：知母上行润肺泻火，下行补肾阴泻虚火，中能清里热，滋阴除烦，适用于退虚实之热。地骨皮性寒清热凉血，甘淡而不伤阴。

酌选——白薇、地骨皮：①血虚发热，骨蒸潮热。②温热病传入营分，午后发热。③原因不明的低热。

酌选——青蒿、黄芩：①胆热犯胃，湿浊中阻，口苦胸闷，吐酸苦水，或干呕呃逆。②暑湿成疟，湿热黄疸。

酌选——秦艽、鳖甲：劳热骨蒸，潮热盗汗，尤以治风劳病最效。

酌选——青蒿、鳖甲：①阴虚发热、骨蒸潮热、盗汗、咳喘。②温病后期，阴已伤，邪伏阴分而见夜热早凉、热退无汗、形瘦、舌红苔少。

4. 泄下症药

酌选——大黄、荆芥：风热内蕴，腹胀且痛，二便不通，肛门肿痛。

酌选——当归、肉苁蓉：①年老、气虚、产后津液不足、血虚肠燥之大便秘结。②温热病后期，津液亏损、肠燥便秘，且无力排便者。

酌选——火麻仁、苏子：老年阴血不足，或产妇、病后虚弱之肠燥便秘。

5. 理湿症药

酌选——苍术、黄柏：①湿热下注，下肢痿软，湿疮。②湿热为患，小便淋浊，女子黄白带下。③湿热瘀滞关节而致关节红肿热痛者。

酌选——苍术、白芷：妇女湿浊带下。

酌选——苍术、神曲：①饮食所伤，脾失健运，食积湿滞之胸膈痞闷、心腹胀满、呕恶泄泻。②夏令暑湿外侵所致呕恶饱胀、暴泻。

酌选——吴茱萸、木瓜：①寒湿为患，小腿挛急、疼痛等。②暑湿为患，呕吐泄泻、小腿转筋等。③下肢痿软无力。④脚气入腹，困闷难忍，腹中胀满等。

酌选——益智仁、草薢：①肾虚，小便频而少，浑浊不清，淋沥不畅。②妇女带下。

酌选——海金沙、甘草梢：湿热蕴结下焦所致的各种淋证。

酌选——海桐皮、秦艽或防风、秦艽：风湿痹证。

酌选——川乌、全蝎：顽痹、风寒湿邪客舍关节筋脉，久痛不愈，或屈伸不利。

6. 咳喘及治痰症药

酌选——紫菀、阿胶：①肺虚久咳，痰中带血等。②支气管扩张引起的咯血等。

酌选——白果、麻黄：素体气虚，痰浊壅肺，久咳久喘而不愈者。

酌选——五味子、干姜：肺寒咳逆。

酌选——熟地黄、麻黄：①久喘。②妇女经期哮喘。

酌选——瓜蒌、海蛤壳：气滞胸胁之咳嗽、咳痰黄稠、胸胁满闷或隐隐胀痛等。

酌选——知母、贝母：肺热燥痰喘。

酌选——白前、前胡：胶痰咳喘。

7. 散结止痛症药

酌选——鸡内金、槟榔：消滞下气降脂。

酌选——瓦楞子、海浮石或瓦楞子、鱼脑石：各种结石。

酌选——海藻、昆布：①乳房结块胀痛。②视网膜渗出难吸收。

酌选——川楝子、小茴香：妇人小腹冷痛，男子疝气。

酌选——香附、艾叶：妇人经行冷痛。

酌选——香附、高良姜：胃寒痛。

酌选——香附、乌药：各种气滞痛。

酌选——荔枝核、橘核：各种疝痛、小腹包块。

酌选——丁香、柿蒂：胃寒吐逆。

酌选——乳香、没药：各种痛证、疮疡、痛经、久泻等。

酌选——三棱、莪术：各种积聚。

酌选——姜黄、桂枝：诸身上下关节痹痛。

酌选——红花、苏木：跌打损伤，瘀肿疼痛。

酌选——党参、五灵脂：经水不调、心绞痛。

酌选——人参、苏木：老弱跌打痛、肺瘀郁咳喘。

8. 血证症药

酌选——槐花、荆芥炭：肠风痔疮便血。

酌选——黄芩、槐花：肠风下血、崩漏、药物过敏、皮下出血等。

酌选——乌贼骨、茜草：吐血、衄血、便血及崩漏等。

酌选——青黛、海蛤壳：化瘀止血，治疗支气管扩张所致咯血、咳痰带血。

9. 补益与固涩症药

酌选——人参、蛤蚧：①肺肾两虚或肾不纳气之喘咳。②肺气肿、心源性喘息等病的治疗。

酌选——仙茅、淫羊藿：脾肾阳虚、腰酸乏作痛、阳痿。

酌选——淫羊藿、石英：下焦虚寒经闭、不孕、不育。

酌选——沙苑子、白蒺藜：目昏暗视物不明。

酌选——乌梅、木瓜：热病后伤阴口渴少纳。

酌选——桑叶、黑芝麻：①肝肾阴虚、肝阳上亢之头晕目眩、视物不清、腰膝酸软。②须发早白、脱发。

酌选——苍术、玄参：①中气虚弱、清浊不分之尿浊膏淋等。②雀目、夜盲。

酌选——女贞子、续断：可治以性欲减退为症的妇人隐疾，又名性不感症。

酌选——赤石脂、干姜：肠胃不固之久泻久痢。

酌选——罂粟壳、乌梅：久嗽、久泻。

酌选——金樱子、芡实：脾肾亏虚、下元不固之遗精滑泄、小便失禁、带下。

酌选——桑螵蛸、海螵蛸：①肾虚下元不固之小便频数，甚至失禁。②

小儿遗尿。

10. 清心安神症药

酌选——朱砂、黄连：①心火亢盛所致的心神不安、惊悸不眠、胸中烦热等。②疮疡肿毒（外用）。

酌选——黄连、肉桂：心肾不交之心悸怔忡、入夜尤甚、多梦失眠、心烦不安、难以入睡等。

酌选——当归、柏子仁：①阴血虚弱所致面色萎黄、心悸心慌、失眠少寐。②血虚生燥生风致头发枯燥脱落。

酌选——夜交藤、合欢花：阴血虚少、心神失养之忧郁不乐、虚烦不眠、多梦易醒等。

酌选——朱砂、琥珀：梦扰纷繁。

参考用量：朱砂 0.5g，临睡时，白开水送下。琥珀 0.5g，临睡时，白开水送下。

酌选——磁石、朱砂：心肾不交、心肝火旺之神志不安、惊悸失眠、耳鸣耳聋，以及癫、狂、惊痫等。

参考用量：磁石 10～30g，打碎先煎。朱砂 0.5g，冲服。

11. 平肝息风症药

酌选——紫石英、磁石：肾阴不足、肝阳上亢致头晕、耳鸣、失眠多梦。

酌选——天麻、钩藤：①肝风内动、风痰上扰之头痛、眩晕、眼黑、手足麻木。②中风半身不遂，言语不利。③小儿惊风、癫痫而见四肢抽搐、牙关紧闭、烦躁不安等。

酌选——全蝎、钩藤：①中风后半身不遂，肢体麻木疼痛。②肝阳、肝风引起的顽固性头痛、三叉神经痛、头面部痉挛抽搐疼痛等。

酌选——全蝎、蜈蚣：①顽固性偏、正头痛，以抽掣疼痛为主者。②风湿痹痛。

参考用量：全蝎 3～5g，研末冲服。蜈蚣 1～3g，研末冲服。

酌选——刺蒺藜、僵蚕：①肝阳上亢所致头晕、目眩、头痛等。②神经性头痛、三叉神经痛。③吕景山用此药对治疗妇人面黑，若与四物汤参合，其效甚速。

酌选——茺蔚子、夏枯草：①肝火上炎之目赤肿痛。②虚性高血压病，表现为头重脚轻、头昏目眩、血压增高者。

酌选——天南星、防风：破伤风之口噤强直、牙关紧闭、角弓反张。

酌选——石菖蒲、郁金：①温热病热入心包或湿浊蒙蔽心窍而致的神志昏迷、昏愦无语等。②气郁、血郁、痰郁而致的心悸、健忘、情绪不安。③癫痫、癔病、抑郁性精神病、脑震荡后遗症。

酌选——郁金、明矾：痰浊蒙闭心窍之惊痫癫狂。

酌选——远志、石菖蒲：①痰浊蒙闭心窍所致的神志昏迷、昏愦无语或癫狂惊痫。②痰浊气郁影响神明所致的心悸、善忘、惊恐、失眠。

酌选——石菖蒲、蝉蜕：邪犯清窍之头晕耳鸣。

12. 治虫症药

酌选——槟榔、南瓜子：绦虫、蛔虫等寄生虫病，尤对绦虫最宜。

酌选——蛇床子、白矾：滴虫阴痒带下。

酌选——乌梅、川椒：①蛔虫腹痛。②脾虚久泻、久痢、便血、大肠滑泄不止。

13. 治疟症药

酌选——常山、草果：各种疟疾。尤宜于感受山岚瘴气、秽浊湿邪所致的瘴疟。

第五节　学会运用各家学说与流派之长

中医学产生于地大物博、历史悠久的中国，在历史发展的长河中，不同的历史阶段、不同的地理环境与自然环境会产生不完全相同的疾病群，也因此产生了不同的治疗方法与手段。《素问·异法方宜论》说："黄帝问曰：医之治病也，一病而治各不同，皆愈何也？岐伯对曰：地势使然也。故东方之域……鱼盐之地，海滨傍水……其病皆为痈疡，其治宜砭石……西方者，金石之域……其病生于内，治宜毒药……北方者，天地所闭藏之域……脏寒生满病，其治宜灸焫……南方者，天地所长养……其病挛痹，其治宜微针……中央者，其地平以湿……其病多痿厥寒热，其治宜导引按跷……故圣人杂合以治，各得其所宜，故治所以异而病皆愈者，得病之情，知治之大体也。"这里指出了不同地域产生不同的疾病谱，采用不同的治疗方法。医者必须杂合以治，综合运用。这里也回答了中医治病没有唯一正确答案的地理与历史原因，也指出了中医学产生不同的学说与流派的历史与地理因素。对各学说与流派进行学习，取其所长，综合运用就必然能提高疗效。仅举几个现代盛行之法漫谈如下。

一、脾胃学说的运用体会

《内经》有云"有胃气则生，无胃气者死"，说明脾胃功能对人的生命调节的重要性。张仲景在《金匮要略》中说"四季脾旺不受邪"，又进一步说明在预防疾病及治疗疾病时针对脾胃扶正祛邪的重要性。李东垣《脾胃论》进一步阐明了脾胃学说的理论与临床应用，提出了升脾阳、降胃浊的调理方法及其对机体其他脏腑功能的影响，调理脾胃虚弱，又能益气、补血、摄精、利湿、化痰、消水及对肺、心、肝、肾四脏都有影响与改善，提出风能胜湿等创见，为后世医学作出了很多贡献。补中益气汤、升阳益胃汤、清暑益气汤、清胃散、羌活胜湿汤、葛花解醒汤等一系列名方，在后世的流传应用中均证明是济世良方。值得注意的是，李东垣《脾胃论》书中在清暑益气汤之后，提到"随时加减用药法"。即此方不专为暑季而应用，只要是饮食劳倦损伤脾胃并湿热受病俱可加减用药。

如夏月少用，更加黄连。

如秋月气涩滞，食不下，更加槟榔、草豆蔻仁、砂仁，或白豆蔻。

如春之月，食不下，亦用青皮少，陈皮多，更加风药以退寒复其上。

如冬月，加吴茱萸、人参，或胸中窒塞，闭闷不通者，为外寒所遏。

上述这些，均是四季饮食寒热损伤脾胃证治的加减法，值得参考。同时也提示我们，中医学十分重视时令对疾病的影响及临证治疗的变化，也可以说这是因时辨证加减的思维方法。《脾胃论》书中还有一则凭脉辨证选方的表，值得关注。

【原文】

脾胃（右关所主其脉缓）如得弦脉，风邪所伤，甘草芍药汤、黄芪建中汤之类，或甘酸之剂皆可用之。洪脉，热邪所伤，三黄丸、泻黄散、调胃承气汤或甘寒之剂皆可用之。缓脉，本经太过，湿邪所伤，平胃散加白术、茯苓、五苓散或除湿渗淡之剂皆可用之。涩脉，燥热所伤，异功散加当归，四君子汤加熟地黄或甘温甘润之剂皆可用之。沉细脉，寒邪所伤，益黄散、养胃丸、理中丸、理中汤，如寒甚加附子，甘温之剂皆可用之。

前项所定方药乃常道也，如变则更之。

上述原文是平脉辨因选方作为临床思维的框架而提供了参考，从风、热、湿、燥、寒五邪所伤的脾胃证治则是另一角度的临床思维模式。

另外，岳美中教授十分推荐《外台秘要》中延年半夏汤治心胃痛，指出：凡见胃部有剧痛，并波及左侧胸部及肩胛部；凡见患者喜屈其上体抵压之部位，以冀图可减轻疼痛者；疼痛时生时止；多嗳气欠伸、呕吐后痛缓解者，可投本方。药用：半夏 12g，前胡 6g，生姜 3g，枳实 3g，桔梗 3g，槟榔 6g，人参 3g，吴茱萸 3g，鳖甲 9g。

以笔者的体会，心胃痛痞若不欲俯，相反欲仰方舒，恰又是张仲景的小陷胸汤为佳。若引及背胛，可合四逆散加姜黄、青皮为妥。这与延年半夏汤之俯仰相反。一般来说，脾气宜健宜升，胃气宜降浊化湿。益气与健脾，化湿疏风与淡渗结合。胃肠同病则宜注意《内经》所说"胃实则肠虚，胃虚则肠实"，用半夏泻心汤等辛开苦降之法。所以，除了脾胃病之外，内伤杂病、虚实寒热夹杂、攻补难施者，宜从调治脾胃入手。各种虚证及病后调理，更宜照顾脾胃，改善饮食。反复易感受邪、表虚易自汗，也需从健脾固表入手。诸血证之虚、妇科漏证色淡或月经先后期紊乱等，也应考虑健脾摄血。各种汗、吐、下、清热证治之后，仍要注意调补脾胃以善后。毕竟脾胃为后天之本，气血生化之源，现代对脾胃学说的研究，提示其不但调节人体消化系统，而且调节人体的代谢系统、免疫机能乃至内分泌系统等各方面。

二、注意补肾法的运用

首先引起笔者注意补肾法的是岳美中教授受周恩来总理委派出国治疗一位外国患者的医案：患者 72 岁，身魁体胖，无病容，排尿不畅，尿线变细，溺色清，小腿无力，转弯时步态不稳欲跌倒，有高血压病史。舌象无异常，脉稍数无力。病后曾经本国及其他国家医生治疗，诊断为脑动脉硬化、震颤麻痹、前列腺肥大，但仍未效。岳教授诊之认为患者年已古稀，体虽壮，肾已虚，膀胱气化不行。小腿乏力、步履不正是肺虚血滞，用肾气丸合补阳还五汤：生地黄 24g，山萸肉 12g，怀山药 12g，牡丹皮 9g，茯苓 9g，泽泻 9g，熟附子 4.5g，紫油桂 3g，生北黄芪 30g，橘络 3g，地龙 4.5g。水煎每日 1 剂，每日配合针灸按摩，并适当增加活动。服 4 剂后，溺即通畅，小便次数减少。15 剂后，排尿趋正常。25 天后，排尿基本正常，步态亦正常。每次能步行三里路，可登山游湖了。

金匮肾气丸为张仲景所创，肾阴阳两补，偏补肾阳。明·赵献可《医贯》更是从理论到方治阐发了肾阴肾阳是人体整体元阴元阳最基本的调节点。六味地黄汤及附桂八味丸几可涵盖肾阴与肾阳的各个方面。因肾藏精、主骨、生髓，通于脑，所以很多生殖与发育系统的疾病、骨病、脑病、老年病，都与肾虚损有关，并有"五脏之伤，穷必及肾"的说法。例如，国医大师朱良春指出，慢性病气多亏虚，传变及肾，必然耗损肾之阴阳。又说：辨证上有阴虚的一面，专事补肾滋阴，恢复甚慢，倘以培补肾阳为主，佐以滋阴，则阳生阴长，奏效殊速。他创制的培补肾阳汤主要由淫羊藿、仙茅、怀山药、枸杞子、紫河车、甘草组成，对大便久溏或肾阳虚腰痛浮肿、哮喘、遗精、尿频、更年期综合征等均有良效。徐福松教授治疗男科病提出"腺、性、精、育"四大类，认为龟甲胶滋阴潜阳，鹿角胶益肾补肾，二者峻补气血阴阳，人参补元气，枸杞滋阴助阳、填精补肾最好。国医大师朱良春认为露蜂房一药，"治阳痿不举，效用可靠"，兼能疏通三焦之瘀滞。据报道，补肾生精还可治一些脊髓空洞症、神经官能症、脑外伤综合征等脑病。补肾生髓活血也可以治疗一些血液病，例如地中海贫血，用山萸肉、何首乌、熟地黄、补骨脂、北黄芪、鳖甲等。还有一些慢性白血病，也是用补肾生精活血的方法。而一些心律失常的患者，也常见报道用温通心阳与温肾阳结合的方法，以炙甘草汤加熟地黄、淫羊藿、补骨脂等药治疗。以上临证均可参考。

沈自尹氏对肾虚的基础研究尤为突出，他指出：肾阳虚的物质基础是甲状腺素促进能量代谢的氧化磷酸化过程；淫羊藿总黄酮（EF）对大鼠有抗衰老作用；干细胞有"藏精"的特征，EF 激活肾上腺皮质细胞增殖和迁移，从而促进肾上腺皮质增生，能显著促进神经干细胞增殖，为干细胞增殖分化提供有利的微环境。

三、久病入络的痼疾与活血通瘀

王清任《医林改错》中说："久病入络，即瘀血。"其实瘀血证治最早源于张仲景的《伤寒杂病论》，其中对瘀血的阐述十分广泛，主要是青紫、包块、疼痛、肌肤甲错、但欲漱水不欲咽等，方剂如桃核承气汤、大黄牡丹汤、抵当丸及汤、大黄䗪虫丸、下瘀血汤、桂枝茯苓丸等。王清任更进一步发展与发挥了活血化瘀的理论与治疗方法，著名方剂如血府逐瘀汤、复元活血汤、膈下逐瘀汤、身痛逐瘀汤、通窍活血汤、补阳还五汤、少腹逐瘀汤等。上述张、王二氏的这些名方，都有它各自的适应证与较可靠的疗效，在此不一一细说。叶天士治疗"久病入络"常用虫类药，近几十年来，对活血化瘀的临床应用有长足的进步。从"久病入络"延伸开来，对很多顽病痼疾都有广泛的使用，有的是单独使用，更多的是兼用活血通络之法。今人更进一步清晰地意识到，瘀血证可夹杂在气虚血瘀、寒凝血瘀、血热瘀阻、气郁血瘀、邪聚血结于各脏腑，或邪入于络、络脉不通的种种证治之中。针对上述情况，均可以活血通瘀之法渗入原有辨治中，可取得进展与疗效。

临床上值得注意运用的一是"久病入络"，疼痛症久而久之，每应助以活血通络之品。二是肝病日久，亦须活血疏肝。慢性肝炎、纤维化到肝硬化的过程，虽然很复杂，但从中医机理来看，也是气滞血瘀、邪滞于肝的过程，所以要疏肝活血。三是络塞血溢、出血不止。有些血症出血，不能一味凉血止血，而是止血中寓通络导瘀，清热或散寒后寓扶正，方能奏效。妇科血证治疗有"塞流、澄源、复旧"之说，对很多血证均有启发作用。四是有些证候是痰瘀互结的，治疗宜兼顾。如一些肺心病、精神病。近年来，除上述病外，硬皮病、宫外孕、血栓性脉管炎、肝硬化、冠心病、脑血管病、急性弥散性血管内凝血、慢性肾炎、慢性肝炎、小儿肺炎都有不少使用活血化瘀法的报道。现代研究提示，活血化瘀药物能改善血液流变学、改善微循环、扩张血管、增加血流量、抑制胶原蛋白代谢及促进胶原合成、降低血脂等，并通过上述机制，有一定的抗感染作用及免疫抑制作用。

以笔者的体会，有些痼疾辨证似正确，但药后病情无改善，酌情用活血化瘀药有可能提高疗效。例如笔者曾用《金匮要略》桂枝加黄芪汤治疗一些黄而晦暗的"阴黄"黄疸，过去用茵陈五苓散、小柴胡汤、茵陈蒿汤或逍遥散之类均无效，后改用桂枝加黄芪汤治疗，这些黄疸有的是心源性肝硬化，有的是病毒性肝炎，有的是溶血性黄疸，有的是胆石感染的阻塞性黄疸，有的是毛细胆管炎肝硬化，均用上方加三棱、莪术为基本方退黄而愈。另外，桃核承气汤在《伤寒论》用治"太阳蓄血"证的其人如狂，笔者以此方为基本方随症加减，曾治过一些感染性精神病、小脑出血栓塞及脑积水、腰椎间盘突出症或梦呓等。治疗时均从"太阳蓄血"认知入手，通腑活络、通下瘀热而获效。此外，用大黄䗪虫丸治疗肝硬化，膈下逐瘀汤治疗肝纤维化、早期肝硬化或习惯性便秘，血府逐瘀汤治疗上消化道出血及外伤引起的闭合性气胸等都积累了一些经验与体会，说明活血化瘀的治法是非常值得关注并进一步加以探讨的。

四、怪病治痰

张仲景《金匮要略》最早提出痰饮病，说痰饮有四，即痰饮、悬饮、溢饮、支饮。痰饮主症可见咳吐痰饮，水走肠间，辘辘有声。悬饮见胸痛，大概是胸积水之类。溢饮见浮肿，支饮见咳逆倚息不得卧的喘证，也可见"状如炙肉"的半夏厚朴汤证，指出"病痰饮者，温药和之"的大治则。后世不少医家对痰饮都有所阐发。清·沈金鳌说："人自初生以至临死皆有痰，皆生于脾，聚于胃……故其为害，上至颠顶，下至涌泉，随气升降，周身内外俱到，五脏六腑俱有……火动则生，气滞则盛，风鼓则涌，变怪百端，故痰为诸病之源泉，怪病皆由痰成也。"因此，沈氏也许就是首先提出怪病治痰的人了。一般来说，外感六淫、七情五志之火、饮食不节伤及脾胃或肾阴阳失调，饮、火、气不归原，水不摄固，亦生痰饮。

故赵献可提出肾阴虚与阳虚分有火、无火之痰。痰瘀交阻，则成包块，所以又常有痰瘀交结成痼疾。痰饮证常见痰鸣、气促、肥胖、肿胀、咽梗、神困、痴呆、癫狂或抑郁、少寐、肢体包块痰核或皮肤油垢汗出，或厌油、痰黏涩、头重眩晕，或胸痛胸痞满，或脉弦滑、舌胖大等。因为痰饮证临床表现多怪，治疗也较复杂。清·钱乐天《医学传心录》归纳为痰有十因：因风、因寒、因热、因湿、因暑、因燥、因酒积、因脾虚、因肾虚。并提出不能仅知南星、半夏治痰。因风而生痰者，痰唾涎沫，其脉浮弦，治以前胡、旋覆花之类。因寒而生痰者，痰唾清冷，其脉沉迟，治以姜桂细辛之类。因热而生痰者，痰唾胶黄，其脉洪数，治以芩、连、栀、膏之类。因湿而生痰者，痰唾碧绿，其脉浮缓，治以苍术、茯苓之类。因暑而生痰者，痰唾腥臭，其脉虚微，治以香薷、扁豆之类。因燥而生痰者，痰唾如线，或如小珠，或如胶漆，咳嗽难出，其脉滑数，治以瓜蒌仁、天花粉、贝母之类。因酒积而生痰者，痰唾呕恶，清晨发嗽，治以猪苓、葛花之类。因食积而生痰者，痰唾桃胶、蚬肉之状，胸腹闷闷不安，治以香附、枳实、神曲、麦芽之类。因脾虚而生痰者，痰唾不时，倦怠少食，治以白术、陈皮之类。因肾虚而生痰者，痰唾之时，即为潮涌，发于五更之际，治以天冬、麦冬、五味子之类。然此皆为辅佐之药，而主剂二陈汤，又不可少也。这是较概括地以痰性状分治之法。李才正指出：因风者，加竹沥、白附子、皂角；痰在胁下，加白芥子；痰在四肢，加竹沥；痰在皮里膜外，加白芥子、竹沥、姜汁；老痰、郁痰，加海浮石、芒硝、瓜蒌。以上均可参考。

此外，明·张景岳《景岳全书》有金水六君煎，将当归、熟地黄加在二陈汤中，治阴虚痰湿、舌干红少苔无苔、又痰涩多者，能滋养肾肺祛痰。清·程钟龄《医学心悟》中消瘰丸用玄参、牡蛎、贝母治瘰疬痰核，亦是名方。《丹溪心法附录》中王隐君的滚痰丸方，用大黄、黄芩、青礞石、沉香水泛为丸，治痰火老痰、苔厚腻、脉数有力者，均是治痰名方。

现代医家已经意识到很多顽痰都是痰瘀相关，常用一些药对加以辨治：如胃炎、十二指肠溃疡用浙贝母、瓦楞子配田七、延胡索、徐长卿。肺心病用瓜蒌仁、海浮石、昆布配檀香、桃仁等。内耳眩晕用瓜蒌仁、半夏、枳壳、川芎、丹参、红花等。坐骨神经痛用白芥子、半夏、蜈蚣、土鳖虫、川乌等。月经前精神失常用温胆汤加香附、川芎、丹参等。癫痫用导痰汤加郁金、白矾等。有时很多精神或神经系统的症状很怪，能通过祛痰活血取效，所以称怪病治痰。

《江西中医药》1982年第3期的一篇文章曾报道一患儿，12岁，上下牙格斗3个月，发声清脆，约每分钟上下才打斗一次，近来加剧，吃饭睡觉也不停歇。舌淡嫩，脉滑。诊时忽见口吐涎沫，时时叹息，胸中痞闷。遂以导痰汤加郁金、僵蚕煎服，另用回春丹四瓶分服。两天即基本控制，再多服巩固疗效。

《湖南中医杂志》1984年第4期的一篇文章曾报道一男性患者，37岁，脑鸣一年，伴头晕、胸闷、心烦易怒，用半夏、枳实、竹茹、柴胡、白芍、菖蒲、麦冬、生牡蛎，9剂而诸症除。

笔者曾治一李姓男士，29岁，因饮酒过多语言失常，胡言乱语，当时无意识丧失，无抽搐，无口歪，酒后曾呕吐两次胃内容物，来我院心理科住院，实验室检查无异常。西药对症处理好转，仍由家人陪来诊：偶然有胡言乱语，伴头晕，涎水多，心烦，少寐，尿多，纳好，大便结，舌苔黄腻，脉偏弦。属酒湿与痰食内蕴，拟藿朴夏苓汤合导赤散加葛花、山楂、莱菔子、瓜蒌仁。3剂得瘥，再4剂后，语言已正常。

又如笔者曾治一梦呓20多年患者，41岁，每晚必梦呓，醒后已忘，但稍疲倦，余无所苦。余以桃核承气汤合朱砂安神丸方加郁金、白矾、菖蒲去痰郁血瘀，连服16剂，病去未再发。

林通国在《中医拮抗疗法》中介绍其善以药性相反的中药同用，治疗痰瘀相关顽疾，颇有疗效。他自制定喘丸，用麻黄30g，杏仁30g，制川乌20g，制附子60g，半夏30g，干姜20g，细辛20g，芫花20g，石膏60g，防风30g，五味子15g，茯苓60g，炙藜芦20g，甘草120g。上药为末，水泛为丸，如梧子大，日服3次，每次12粒，餐后服。治顽痰喘咳、风寒束表、痰饮内蕴等，均可参考。

吕作善《肥胖的现代防治》中介绍减肥汤，用制半夏、苍术、茯苓、山楂、鸡内金、厚朴、薏苡仁、荷叶、陈皮，可参考多服。

以上介绍仅是从痰饮治疗喘咳与肥胖的例证而已，因此探究痰饮治怪病是很有临床意义的。上面仅举了脾、肾、痰、瘀学说，除此之外，不同的地域环境也会产生不同的学术流派，诸如安溪医学、岭南学派等。清·陈修园称《伤寒论》的核心思想是"养胃气存津液"，这恐怕是南方医家治疗外感热病的思想。脾胃学说在岭南也有养胃阴的流派，认为"留得一分阴液，便有一分生机"。补肾学说倡导人赵献可之后，妇科、老年科对补肾的运用更广泛，也形成不同的补肾流派。薛生白的《湿热病篇》较少用芳香化湿，而吴鞠通的《温病条辨》则在湿温中有三仁汤、三石汤等芳香化湿名方。不同的学术流派实际上也在争鸣中发展补充了中医学术思想，都值得我们在临床实践中学习应用，从而提高自身的诊疗水平。

五、辨体质学说与温阳学派问题

体质是人体生命过程中，在先天禀赋和后天获得的基础上形成的形态、结构、生理功能和生理状态方面的综合的相对稳定的固有特质，是人类生长发育过程中所形成的与自然、社会环境相适应的人体特征，是人类生命活动的一种重要表现形式，与健康和疾病密切相关。《灵枢·通天》中"以其人其态不同，其筋骨气血各不等"而分太阴人、少阴人、太阳人、少阳人、阴阳平和人五类体质。而《灵枢·阴阳二十五人》根据气血盛衰、阴阳刚柔将人更细致地分为二十五种，刺灸治疗时更宜细心，区别对待。

张仲景的《伤寒论》常把一些特殊体质的人称为汗家、亡血家、衄家等，治疗时也要区别开来，慎重对待。笔者的学长郑元让曾提出六经人的假说，把人分为太阳人、少阳人、阳明人、太阴人、少阴人、厥阴人六种体质，也可供参考。第二届国医大师王琦教授开创中医体质学说，认为通过体质辨识，有助于早期发现相关疾病的"高危体质"人群，对这类人群进行调体干预，使其轻发病、少发病或不发病，从而有效防控慢性病。

通过体质医学对亚健康群体、重大疾病高危人群和老年人群等三大群体进行管理和慢性病预防，从而降低发病率、病死率及由此而产生的巨额医疗费用。

王琦氏创立的体质学说将人分为九种类型：

平和质：精力充沛，健康快乐。

气虚质：气短乏力，容易疲乏。

阳虚质：手足发凉，身体怕冷。

阴虚质：手心发热，阴虚火旺。

痰湿质：身体肥大，大腹便便。

湿热质：面色油腻，长痘长疮。

血瘀质：面上晦暗，脸上上斑。

气郁质：多愁善感，郁郁不乐。

特禀质：容易过敏，喷嚏流泪。

这九种体质分类在理论上十分严谨而规范，但在临床上各类体质常有交叉重合的问题，临床医生操作不易。如气虚质与血瘀质、气郁质与阴虚质、阳虚质与痰湿质、湿热质、阴虚质与特禀质、阳虚质与特禀质、气郁质与血瘀质等，它们交叉重合的时候，进行干预就有一定的难度，必须好好学习该学说以辨识。上述体质，除了平和质，多数是亚健康状态或长期有慢性疾病患者，临床上必须综合考虑。王琦教授还提倡辨体、辨病、辨证，应是今后临床思维拓展的另一个新方向。

由于笔者对体质辨识体会较少，仅知道对青年医生来说，早期最基本的是牢记"肥人多痰湿，瘦人多虚火"这一简单俗语，临床更易操作。肥人多受得热药温化，瘦人多不受得热药，却宜滋养清凉，辨治时以此为戒。

当我们复习古代分科时会发现，儿科、妇科就是根据生理体质特点用药的。小儿是稚阳之体，婴儿的中成药中的保婴丹、七厘散更多是辨体质用药，包括婴儿处方时常用钩藤、蝉蜕，都从婴儿体质特点出发。婴儿科还留存着五行象数失衡而见五脏的变证。妇科的经、带、胎、产与妇女的生理体质又多与气郁血瘀有关。保产无忧汤、产后生化汤等，也更多是从妇女当时特定的生理体质出发用药，往往不必再多辨证。针灸学中更分为布衣、王公、常人、黑白、肥瘦等的体质辨治。

近年来，温阳派或称"火神派"比较火热，其实自古有之。不同地方因水土不同而更有之。高寒之地或水寒地湿山区之民，多受寒湿之邪，温阳药适应面自然宽广。所谓一方水土养育一方人，虽然有些病也确能破一般辨治用药常规而达到破沉起废之奇效，但在现代生活与医疗条件下，某些较泛用温阳药的医疗事件中，我们发现其有不少副作用，因此使用时有所忌讳。新中国成立前广州的陈伯坛、谭孟勤，新中国成立后辽宁的范中林，现代的李可等，他们治病极少用凉药，对慢性病概以大剂温阳药调治。撇开无效者不说，在那些有效的病例当中，是否为辨证准确的真寒证或真寒假热证？从理论上说，这是李东垣脾胃论所谓"始为热中，未传寒中"之证，并付诸实践获效。笔者有一联想，那些破辨治常规，以温阳药治各种慢性病后期的病例，是以改变体质及机体的应激反应衰竭状态为着眼点。西医也有对某些特殊感染或免疫性疾病用大剂量激素冲击治疗的病例，如非典型性肺炎、多发性硬化症、肾病综合征等。也许干预方式上有共通之处。因此，研究大剂温阳药改变当时的体质及其机体衰竭的反应状态或应激状态，值得重视。但如何准确拿捏，却是难以掌握的关键。因为大剂量温阳药超过很多我国现行的药典剂量，这在一旦发生的医疗纠纷中会处在十分不利的地位。因此，在寻求突破中又要注意医疗安全，找到平衡点显得十分重要。笔者期望大剂量温阳药的应用是体质学说在治疗学上的突破口。

六、发掘民间验方、草药、虫类药的新疗效

医圣张仲景说："勤求古训，博采众方。"寻古训之后，博采众方也是拓展思维、提高疗效的重要一环。在《内经》里，临床医生被称为"方士"。直

至今天，中医学理论在不断创新与进步，但临床医生基本上仍是"方士"，中医治病基本靠组方，而不是单味药。因此，发掘民间验方、草药、虫类药的新疗效，就是医术发展进步的过程。当代青蒿素、青蒿琥脂治疗疟疾的科研成果，其实来源于葛洪《肘后方》"治诸疟，青蒿一把以水二升，渍绞取汁，尽服之"原始记载的启迪。在广大农村，单方验方治病的报道也较多，例如：鸡血藤 30g 熬小母鸡治疗缺铁性贫血，地捻根、岗捻根各 50g 治疗闭经血虚证，外敷芒硝治疗乳痈，糖尿病多吃苦瓜，白芨粉治溃疡病及出血，花生衣治疗血小板减少性紫癜，鲜芦荟外敷治疗腮腺炎（七日疮），天麻、白芷、川芎炖猪脑治疗头晕痛等。

岳美中教授曾谈及博采众方，提及孙中山先生以金针、木耳、豆腐、豆芽四物保健，金针能止衄，木耳通血治血痨，豆腐如素中之肉，豆芽养心通淋。又说："有人传给余一治胃癌之方：方用蜈蚣十条、僵蚕五钱、桃仁五钱，水煎服。按蜈蚣能行瘀血、散肿毒，僵蚕祛风化痰，桃仁破血润燥杀虫……若不显效时，可加穿山甲，因山甲能直达病所，解毒散疳。"又说："蜈蚣配全蝎镇痛之力特强，用之得法，有立竿见影之妙。乌、附子与当归同用……再配合蜈蚣、全蝎，可以相得益彰。"虫类药对胃略有刺激性，胃纳不佳的患者，可改为山楂、陈皮之类。蜈蚣大量可内服，有报道至 10 条以上，但可引起周身红色斑块，其斑块大小不等，以关节多见，但停药 2～3 天可消失。而僵蚕与全蝎则水煎不如为末吞服好。外科名家赵炳南有一验方搜风除湿汤：全蝎 6～12g，蜈蚣 3～5 条，海风藤 9～15g，川槿皮 9～15g，炒黄柏 9～15g，白术 9～15g，薏苡仁 15～30g。用于风湿之邪肌腠顽固性奇痒、湿性湿疹、慢性神经性皮炎、年久瘙痒症等有奇效。事实上，虫类药的应用也是久病入络的一种治法。

另外虫类药辛窜，血燥者、老弱及幼儿、孕妇慎用，或加玉竹、当归等类养血滋燥之品相佐为稳妥。当年湛江市一儿科名医陈裕泰，对婴儿高热惊风欲抽，常用下验方：防风 3g，钩藤 3g，荆芥 3g，龙胆草 2g，薄荷 1g，连翘 3g，木通 3g，竹黄 2g，桔梗 3g，生灯心草 3 条。

笔者有一治民间称对门癣或神经性皮炎方：白芷、当归、川芎、白芍、炮山甲、川连、牛蒡子、菊花各 10g，连服 6～12 剂即愈。

另有一民间治癫痫方，笔者也试用确有疗效：青礞石 20g，白矾 10g，蜈蚣 2 条，郁金 30g，全蝎 6g，守宫 1 条，鹿角霜 6g，紫河车 10g，珍珠母

30g，磁石 30g，朱砂 5g，柴胡 15g，赤芍 15g，龙骨 30g，牡蛎 30g。上为末蜜为丸，服一料后基本治愈，服两料后数年未见再发。

现代对中草药研究发展很快，除青蒿素治疟、三氧化二砷治疗白血病外，从黄连中提取黄连素，川芎中提取川芎嗪，雷公藤中提取雷公藤总甙，鸦胆子中提取鸦胆子油，彬树中提取彬树碱抗癌等，这是现代化的手段。其实草药鲜药对中医来说疗效尤佳，只不过鲜药在大城市不便取得而已。当年笔者年青时下乡到山区，途中不慎扭伤踝关节，甚痛，随即在村边取鹅不食草、塘边藕根加生姜，捣烂加跌打酒稍煮热外敷，次晨已瘥大半，次日便继续爬山入村寨了。若小便潴留不通，或小便淋沥涩痛，以鲜车前草煲猪小肚即可。或尿路感染，小便淋沥，用生玉米心 2 条，鲜车前草 50g，蜜枣 2 个，瘦猪肉 100g，煲汤吃，疗效亦佳。笔者对肿瘤患者放化疗后诸多不适，常嘱其用鲜白花蛇舌草 30g 煲瘦肉汤，解毒利尿佐膳，对尽快减除化疗的毒副作用，甚有好处。可见，在较新的领域中寻求进展，会有新有希望与机遇。

七、小结

当年医圣张仲景把"勤求古训，博采众方"作为著述《伤寒杂病论》遵循的一种方法，后世医家多以此为座右铭。近几十年来，有关临床思维的著述如恒河沙数，不可胜数，更有大量医家的医案医话都蕴含着大量活的临床思维，让后学者如获零金碎玉，从中汲取不少宝贵的思维经验。与此同时，由于临床思维学作为新学科的整体性被提出来，它的组成内涵不清，导致青年才俊在临床实践中充分拓展临床思维，从而迅速提高疗效仍有不少困惑。当前国内针对这一问题正进行大量的优秀临床人才培训，开展重读经典、再回临床跟名师学习，应是一个行之有效的好方法，因为它着力在理论与实践结合的点上。笔者提出临床思维学的思维拓展方法，就必须回答各种可行的门径大致有哪些内容。现仅就个人的水平与体会对拓展临床思维门径加以梳理，并以杂谈的方式表述。

拓展方法的首要，自然仍是复习经典，活用经方，但必须补充强调的是，临床经典的学习，很多人都很难一次完成，需要反复在临床中对照学习。带着临床上的问题学，往往会有新的收获。学临床经典就像牛或骆驼吃草一样，需要反刍消化才易吸收。对经方的活用，要在悟性中创新，这是学习经典方法的灵魂。

而"法于阴阳，和于术数"在临床思维中展开时，就是以术与数来调燮阴阳的方法。由于人的内环境及人与外环境失调就产生疾病，了解天人相应就是人与自然环境的阴阳、五行、六气的象数相应。象数思维延伸到临床中就是从人象到病能（态）概念的转变，数是时间及其病势与病位改变的记录，治疗就必须是相应的术数的运用。因此，辨病要审因，辨证要审因，这是临床辨治的首要方法。然后辨主症，抓主症，即辨证要识机，要细致鉴别，要注意病象的时间及应对时间及数量。相类的病机，病因不同，治法有别。如叶天士说："如从风热陷入者，犀角竹叶之属；如从湿热陷入者，犀角花露之品，参入凉血清热方中。"叶天士对温邪入营分的细致审因辨证及对应的灵巧，于此可见一斑。李东垣还有因时辨证加减法、平脉辨证选方法等。

总之，燮理阴阳即是首要注意外邪的不同性质会使机体产生不同病证，又要注意机体内环境失衡，对不同证候进行调节，内外正邪均需顾及。所以调燮阴阳应是应对病能（态）复杂改变的多层面的双向调节。除了表里、寒热、虚实之外，还需注意脏腑功能、气血条达、气机升降出入、邪之性质轻重及消散疏导、整体与局部、外表与内脏等各个方面。对应上述病态的整体治疗要注意观察时间节点、剂量剂型选择、药量大小、药对配伍、精神身心调摄、内治与外治、上病下取、下病上取、饮食寒热等各个方面，所以燮理阴阳核心是人的内环境与外环境多样化的协调。

临床思维拓展是提高临床疗效的钥匙，但不能只停留在对经典理论的认知与实践上，还必须学会各家学说之长、各种流派的独到之处。民间验方及中草药应用都是后发现的有效疗法，应注意发掘。近年发现，虫类药拓展应用也有更新的好疗效。而上述内容仅略举一二个人所知的突出例子，以冀读者反三而已。在传承前人诸如脾胃学说、补肾学说、活血化瘀、怪病治痰等理论与流派及各种民间经验等基础上拓展思维，创新运用，对提高临床疗效具有广阔的前景。

总之，不论是对经典理论的传承，还是后人经验的学习，都必须在传承中讲求悟性，在运用中讲求创新，这才是拓展中医临床思维的灵魂，是提高临床疗效的活的方法。原因是，虽然反映人与环境的联系常态是客观存在的，而反映此客观存在的象数思维到了人的病能态之中后，涵盖了太多的隐性因素的变异，所以古人在记述病态过程中难以有更详尽、深入的描述，这也是历史条件的局限。故认识它需要点悟性。现代环境产生的疾病与古代环境产生的疾病也会同中有异，所以运用古人的经验与方法时，也需要同中有异，这就需要创新。所以说，悟性与创新是临床思维学的灵魂。

鉴于上述种种原因，使中医有"用药如用兵"之感，既有兵法规律，也有"兵行诡道"的变化对应，却没有"标准答案"，但在有一定临床经验水平基础上，应有最佳选择的共识并体现于临床疗效上。

第四章 案例思维体会

前面导论中已充分解读了古人的中医基础思维，并阐述了经典医著中临床思维的主要方式、历代分科临床思维特点，并回顾了现代医家思维经验。这对青年临床医生来说，可产生启发作用，减少他们的临床思维误区。

笔者从事临床的前十年，工作中疑惑颇多，学习中医基本理论感觉有点"玄"，很难将古人"言简而奥"的证与方和临床病例联系起来。更不知道中医的理论与西医的理论表述不一致的时候，该遵循谁。后来才知道，这是"横看成岭侧成峰"，反映的是东西方民族各自从不同的原始观察点认识人与自然，产生不同的描述。随着时间的推移，笔者不断在临床中学习与思索，从而有所积累，转眼间已40余年。这些年笔者一直在综合性大医院工作，并负责西医院校的一些中医教学工作。在医院，要面对病房或门诊的各种危重或疑难患者；在课堂，要面对学子们从西医角度看中医的疑惑。这都促使自己在工作中不断学习，在学习中开展工作。理论必须联系实际，笔者对多年的临床心得略有记录。于此，谨作为过来人，选录一些有意义的医案，以供读者参考。其中，有些记录是个人对病因的领悟，如妊娠恶阻、升清降浊治晕厥案等；有些记录是个人对病机的探讨与理解，如关于柴羚地黄汤等；有些是个人的体悟偶得；有些是用民间草药的意外奇效……一并记录于此，以期能为青年才俊的临床思维提供借鉴，也让他们在实例中获得更具体的感受。当读者有所感悟之后，并付诸实践之时，就离真知不远了。

一、加味导赤散治疗中毒性心肌炎

【病例】

杨某，男，24岁，广东海洋大学教师。

患者两周前参加学校职工运动会，次日周身疼痛不解，其父误用草药煲服，冀解除疲劳，不料服后呕吐、心悸、血尿伴低热而入院，经治疗，血尿止，呕吐已，纳可，睡眠可，二便调，身疼痛。心电图正常，但磷酸肌酸激酶24500U/L，且持续不降，谷丙转氨酶144U/L。注射辅酶Q10亦无效，西医以疑似心梗嘱其绝对平卧休息。2007年1月10日患者求诊于余，舌稍红苔白稍干，脉稍数。考虑其剧烈运动后疲劳，大汗出，心气先虚又误服草药，损及心肾，肾损随血尿愈而先复，心肌未复，故以益气解毒清心之法治之。

生地黄15g，竹叶3g，通草3g，红参6g（焗），灯心草1g，炙甘草8g，丹参15g，桑枝30g，银花藤15g，党参10g。

服药1剂后，患者复查磷酸肌酸激酶降至10010U/L。照方每日服1剂，2007年1月15日复查磷酸肌酸激酶降至2450U/L。改拟下方养阴益气。

生地黄15g，通草3g，竹叶3g，郁金15g，女贞子15g，麦冬20g，五味子5G，牛膝10g，柏子仁15g，丹参15g。每日1剂。

2007年1月21日患者复查磷酸肌酸激酶降至234U/L（正常值为173U/L）。于是再拟下方交通心肾调养。

生地黄15g，通草3g，竹叶3g，甘草8g，党参15g，丹参15g，柏子仁15g，牛膝10g，女贞子15g，夏枯草10g，连翘10g。每日1剂，连服1周，痊愈。

二、羚羊地黄汤加味治昏妄（蛛网膜下腔出血）

【病例】

患者，许某，男，18岁。

因头痛、呕吐、昏迷、发热10多天于1971年8月31日来院留医。经腰穿等检查诊断为蛛网膜下腔出血，并请中医会诊：患者神志不清，烦躁不安，时而在床上拳打脚踢其父，时而撮空理线、循衣摸床，问答不切题，发热，舌红苔微黄而干，脉弦数。细问其父，得知患者为独子，平素任性，此次起病前，受其父责备，愤而不服，当晚一夜睡眠欠安，次日即头痛，劳动时昏倒，呕吐2次。审证议药，拟先平肝开窍，西医合用高渗糖及安络血治疗。

羚羊角2g，生地黄45g，牡丹皮9g，白芍9g，石菖蒲9g，川黄连3g。另予安宫牛黄丸1丸，先服。

上方连服4剂后，烦躁稍减，发热不高，再拟下方。

钩藤12g，地龙12g，石菖蒲6g，栀子9g，北柴胡9g，羚羊角2g，黄芩9g，白芍9g，连翘9g。

此方服2剂后，患者神志稍清，撮空理线，循衣摸床已止；照方再服4剂后，患者神清，安静，无发热，对问切题，唯健忘，改拟天王补心丹调理善后。

按：撮空理线、循衣摸床临床罕见。此症因于心火暴甚，拟犀角地黄汤加减化裁，凉润开窍；再拟四逆散疏肝达邪。栀子、连翘清火，地龙、钩藤、羚羊角平肝，火清则心气自缓，肝柔则头痛可止。

三、柴羚地黄汤加减治药物迟发性运动神经障碍

【病例】

周某，男，27岁，华南农业大学学生。

患者两年前患抑郁症，服用氯氮平、维斯通、心乃安、氯硝西泮治疗。2008年7月，左上肢出现不自主上抬至头后，2009年1月，行走右倾，头向右外侧偏，至3月份症状明显加重，不能自制，到我院神经内科住院10天，诊为药物性椎体外系反应，迟发性运动神经障碍——分离性躁动症。2009年5月11日求诊于余。考虑为抗抑郁西药引起，不妨先参考薛生白湿热犯经络之方以透解，合仲景之大剂芍药甘草汤，并嘱先停用维斯通、氯硝西泮。

苍耳子10g，威灵仙15g，地龙10g，川黄连10g，秦艽15g，滑石30g，丝瓜络15g，海风藤20g，白芍60g，炙甘草18g，蜈蚣3条。

患者连服2周，症状缓解，问卜祭神，人说是祖宗山坟受邪，遂中断治疗，迁移祖坟，事毕，竟病又加重，遂于7月2日再来就诊。患者心理压力大，症状如初诊，脉寸关带弦，拟从少阳和解之法入手，兼调厥阴肝血，用大柴胡汤合羚羊地黄汤加减以养营疏肝达邪。

柴胡15g，枳实10g，炙甘草15g，地龙10g，生地黄15g，牡丹皮10g，法半夏10g，羚羊角3g（先煎），生姜10g，大黄10g，蜈蚣3条，姜黄10g，僵蚕10g。连服3周，基本复原。

按：此案为服药所致运动神经障碍，先借薛生白湿热犯经络之方透解，再拟大柴胡汤治少阳邪实，羚羊地黄汤和营解痉，自拟柴羚地黄汤加减治之收效。

四、桂枝加黄芪汤治黄疸

桂枝加黄芪汤治疗黄疸出自《金匮要略·黄疸病脉证并治》，原文说："诸病黄家，但当利其小便，假令脉浮，当以汗解之，宜桂枝加黄芪汤主之。"历代医家的注释均认为，此为黄疸邪在表的证治。教材释义也指出是黄疸初起在表的证治。在《金匮要略》中，此方还出现在《水气病篇》之中，用以治疗黄汗之病。一般认为，"诸病黄家，但利其小便"以清利在里的湿热为多，临床病例也多数如此。后世经方派也指出，黄家表实，用麻黄连翘赤小豆汤；表虚才用桂枝加黄芪汤。提示黄疸也有在表之说，只是临床表虚黄疸罕见而已。本人在多年的临床实践中遇到过若干顽固性黄疸患者，都是在"利其小便"无效之后才反过来用桂枝加黄芪汤治疗而获效的。

【病例一】心源性肝硬化黄疸。

周某，女，50岁。

患者发现风湿性心脏病、二尖瓣狭窄5年，近3年来渐而出现黄疸、浮肿、肝脾大，经我院感染内科住院检查确诊为肝硬化脾大。治疗月余黄疸不退，于1999年7月15日转入我科住院治疗。症见：面目黄暗、面浮肿，下肢亦肿，腹胀，胁下癥瘕，饥而少纳，舌稍红无苔而胖润，脉浮细。曾先用小柴胡汤、五苓散等调治无效。后笔者细思，此证由血瘀而来，血不行则为水，水不行则发黄，故面黄肿；饥而少纳，舌红无苔为胃阴受损；舌胖而润、面浮足肿肤黄又是湿困于络之象。拟下方调和营卫、活血通络、散癥和胃。

桂枝10g，白芍10g，生姜10g，红枣4个，北黄芪30g，炙甘草8g，三棱10g，莪术10g，天花粉15g，浙贝母10g，土茵陈30g。此方进退加减2个多月，除中途因外感引起肺炎改变治疗3周外，其余时间基本以此方加减调治。而后黄疸浮肿基本治愈。肝功能检查情况表4-1。

表4-1　患者功能检查对比表

	1999年7月15日	1999年10月18日	正常值
TB（总胆红素）	150μmol/L	51μmol/L	20μmol/L
DB（间接胆红素）	40μmol/L	12μmol/L	17μmol/L
ALT（谷丙转氨酶）	19.9U/L	21U/L	34U/L
AST（谷草转氨酶）	108U/L	103U/L	115U/L

按：桂枝加黄芪汤治疗黄疸脉浮、病从血痹而来有古训，但有癥瘕在内，不加三棱、莪术散结则不能助其退黄之效。这是个人的点滴经验。

【**病例二**】病毒性肝炎黄疸

林某，男，20岁。

患者因其父病重，日夜侍候，操劳忧虑月余，竟染黄疸肝炎，到某医院注射肝安等治疗2周，病情反而加重。于1998年3月7日到我科住院治疗，诊断为阴黄（病毒性肝炎）。症见：眼黄，肤黄晦暗，面色黧黑，令人印象尤深，恶心少纳，舌白胖淡有齿痕、苔白滑，脉沉细弦。B超检查：肝脾不大，胆道无异常。肝功能检查：谷丙转氨酶47U/L，总胆红素697.9U/L，总蛋白72U/L，白蛋白44U/L。乙肝两对半检查：HBsAg、HBeAg、HBc三项阳性。尿三胆检查：胆红素（+++），余正常。大便常规正常。入院之初，曾先用小柴胡汤或五苓散加溪黄草、土茵陈、半边莲等中药治疗半月无效，后仍忧虑操劳，气郁血结，复感湿热邪毒而发，黄而晦暗，必夹瘀血。营卫不和，湿毒不除，病难得解。仍拟桂枝加黄芪汤加半边莲、溪黄草、土茵陈，每日1剂。服2周后，1998年3月30日患者复查肝功：谷丙转氨酶118U/L，总胆红素346μmoL/L，间接胆红素94μmoL/L。尿胆红素（－）。于是再照上方加减。

北黄芪30g，桂枝10g，赤芍10g，生姜10g，红枣4个，炙甘草8g，三棱10g，莪术10g，土茵陈30g。上方进退月余，至5月4日复查B超：肝胆脾未见异常。肝功：谷丙转氨酶36U/L，总胆红素26μmol/L，直接胆红素4.8μmoL/L。临床治愈出院。

按：在此过程中舌象的变化较明显，入院时舌淡胖有齿痕、苔白滑，黄疸未退时，舌象无变化。随着病情的好转，舌质从淡白转淡红，舌胖齿痕也消减。提示因瘀夹湿的证治，既需祛瘀，又需散湿。

【**病例三**】毛细胆管炎，肝硬化。

黄某，女，11岁。

患者因黄疸、右上腹微满、肝脾肿大入儿科住院治疗。检查发现肝大，肝下界位于肋下4cm，脾大位于肋下3cm。诊为毛细胆管炎，肝硬化。1974年5月12日中医会诊：患者黄疸暗而晦滞，食欲差，小便黄，右上腹满闷，胁下癥瘕，舌淡红苔白，脉缓弱。初用茵陈五苓散、逍遥散加茵陈等，黄疸不退；仍作寒湿不化之证，用桂枝加黄芪汤，服药后平平；再加三棱、莪术，黄疸即明显渐减退，连服 10 剂，黄疸全退，肝下界位于肋下 2cm，脾大位于肋下 1cm，病情好转，出院，携方返乡调理。

按： 黄而晦滞或淡黄而肝脾大，用三棱、莪术散瘀活血，它自身无直接退黄作用，但合桂枝加黄芪汤即可治疗瘀积成水、水郁发黄之阴黄证，此时用清利湿热、疏肝利胆之剂往往无效。

1. **阴黄** "黄如橘色" 为阳黄，"黄而晦暗" 为阴黄，阳黄主湿热，阴黄主寒湿，且中土寒湿者多。西医学认为，阴黄是黄疸后期肝细胞处理胆红素的功能下降，胆红素来源偏多，肝脏微循环异常，肝脏纤维化，机体代谢低下等多种复合因素造成的综合征。中西医结合学者指出阴黄的病理特征表现为邪衰、正伤、肝郁与血瘀四个方面：①邪衰表现为在免疫指标 CD_8 的 T 淋巴细胞减少，谷丙转氨酶指标低于阳黄；肝细胞破坏趋向停止。②正伤的主要表现为免疫功能低下，补体消耗、淋巴细胞转化试验降低，红细胞减少、血小板及血清白蛋白降低等。③肝郁则表现为胆汁瘀滞，不循常道而泛滥为黄疸，血中胆酸随之上升。④血瘀则气痹络阻，脉滞血凝出现血黏度升高，微循环障碍，乃至血清透明质酸、层黏蛋白升高，肝组织胶原纤维增生。

2. **太阳表证** 古训认为，桂枝加黄芪汤是治表证之方，本文的病例虽不一定有脉浮表证，但却是夹杂气血瘀阻的特殊表证。临床上有不少伤寒杂病，只要有表寒水津失调，都可以用辛温发汗而解。例如仲景以麻黄汤、大小青龙汤治疗肾炎浮肿的风水证；以葛根汤治下利腹泻肠炎等。临床实践也证明，黄疸、水肿、下利等都可用辛温发汗之法治疗，使人联想到 "五脏六腑皆主表""六经都有表证" 之说。结合病理学理解，例如肾炎浮肿，肾小球毛细血管内皮细胞增生肿胀，是肾 "表寒水闭"；属于肝细胞之表的肝细胞索若病变，肝细胞处理胆红素的能力下降，胆红素不能顺利入毛细胆管返流入肝细胞索外的毛细血管，则出现黄疸；又如腹泻，肠道运动分泌失调是脾胃 "表寒湿阻"。这些都与病变的细胞膜的渗透和以器官上皮细胞组织产热与分泌紊乱为中心的一系列病变有关。笔者曾撰文认为，包括人体之表、器官之表、细胞之表的外感病变是更深层次意义上的 "表证"，都可以用治表之方治疗。

3. **药效** 文献常报道桂枝汤能治疗感冒、偏瘫、低热、糖尿病并发神经痛、多发性动脉炎、产后高热、男性病、五官科病、寒冷性多形红斑、雷诺氏病等。现代药理研究认为其有以下功能：①解热、抗炎、抗病毒、抗菌。②改善消化系统功能。③解痉、镇痛。④改善心血管功能，增强血液循环及扩张血管。⑤抗过敏作用。⑥双向调节功能。尚未见有治疗黄疸的报道，其治疗黄疸也许与改善肝脏血液循环及免疫调节有关；而黄芪则对肝脏损害有明显的保护与修复作用；蓬莪术与荆三棱均无退黄作用，但能行气、破血、散癥瘕，对肝脏结缔组织增生有改善微循环的作用，这对于气滞血瘀致湿郁肝表的阴黄证有重要的作用。

五、芍药甘草汤加味治肠粘连

【病例】

李某，女，58岁。

患者子宫切除术后腹腔粘连反复作痛20余年，于1988年3月13日来诊。患者小腹中常硬痛，腹中里急，大便每天2～3次，便成形，近两天腹硬痛甚，胃纳可，舌红偏瘦边稍暗，苔薄白，脉弦尺沉。此证久痛入络，属于气血瘀阻，筋失濡养，法当舒筋与活血兼顾，以古方芍药甘草汤加味。

白芍30g，炙甘草10g，生甘草10g，赤芍30g，党参10g，五灵脂4g，生地黄15g，三棱6g，姜黄10g。

患者服2剂后即明显痛减，再服3剂，已基本不痛，局部较前柔软，前夜用力收腹才有少许拘急感。遂照前方再服3剂而停药。

按： 手术后粘连腹痛，常较难治，虽予活血舒筋，但往往不易迅速显效。此案病史有20多年而收效，主要是重用芍药甘草汤以舒筋为主。赤白芍俱用者，可使活血与柔筋相结合；加以配合三棱、姜黄、生地黄以活血散癥；更兼用党参与五灵脂相反，益气与活血相激荡，以冀相反相成，破除陈年顽疾。果能奏效，诚属望外耳。

六、竹叶石膏汤合麦门冬汤加减治支扩咯血案

【病例】

梁某，女，42岁。

患者因支扩咯血入住呼吸内科留医，本已初步控制病情，昨天又大咯血，于1999年12月11日中医会诊：全身少气乏力，懒言，面色无华，痰血鲜红，咽干舌燥，闭目即见鬼或异物，困而不敢闭目，又困乏常闭眼，舌淡苔

白，脉大无力。属阳明火逆，动血上行，元气欲脱，阴分受损，试用竹叶石膏汤合麦门冬汤加味化裁。

石膏30g，竹叶6g，法半夏3g，麦冬20g，牡丹皮10g，生地黄15g，高丽参10g，炙甘草6g，仙鹤草30g，灯心草1g。童便少许冲服。

1999年12月13日复诊：患者服第一剂时，竟感全身无力难咽下，花10个小时服药。服2剂后，元气稍复，稍欲食，见鬼状显减，但因拍片检查，活动辛劳，返病房后痰血又稍多些，气促，咽干，胸中有干燥感，痰血色稍暗。改拟麦门冬汤合四磨汤加味。

麦冬20g，法半夏3g，红枣4个，高丽参6g，炙甘草8g，怀山药10g，槟榔10g，天台乌药10g，沉香3g，川贝母8g，知母10g，生地黄12g，牡丹皮10g，田七3g，仙鹤草20g，大黄炭10g。

1999年12月16日三诊：患者药后痰血明显减少，纳好，少胸闷，并婉拒内镜检查。恰又月经适来一次，再拟下方。

大黄炭6g，川贝母8g，知母10g，橘红6g，茯苓10g，黄芩10g，党参10g，甘草6g，生地黄12g，赤芍10g，桃仁3g，田七5g；另予血竭粉1支送服。共2剂。

1999年12月19日四诊：患者痰血止，纳好，睡眠好，偶有短时发热，体温37.7℃左右，经水来3天，色红，舌淡红苔白，脉缓。改用二至丸、二母散加味养阴血、清气化痰方善后。服药1剂基本治愈出院。出院后患者仍时觉稍许恶寒，经水推迟。拟小柴胡汤加葛根、枸杞子、淫羊藿而痊愈。

按：本例咯血患者细察病机，为气火循阳明经上攻，迫血妄行，因阳明之脉"起于鼻，交颏中""是主血所生病者"，又其络上连目系，合目时则游火上行于头目，见鬼异，这与《伤寒论》阳明病"目不了了，睛不和""撮空理线""循衣摸床"意义相近。而吞咽乏力，反复出血，又是阴虚气脱之象，因而考虑用竹叶石膏汤清阳明之热，配合麦门冬汤"止逆下气"，益气滋阴。方中加仙鹤草止血；灯心草、童便入阴，导火下行，因此效如桴鼓。

七、疏风祛痰治呼吸窘迫

【病例】

郭某，男，16岁。

患者感冒半个月，常夜半呼吸窘迫而醒，无咳，无鼻塞，无流涕，无头痛，舌质红，苔薄白。于 2007 年 8 月 29 日来诊。属风热上扰清窍，余邪不清，拟下方治疗。

桔梗 16g，枳壳 10g，荆芥 5g（后下），薄荷 3g（后下），苍耳子 10g，牛蒡子 10g，川芎 6g，金银花 15g，菖蒲 10g，甘草 6g。

2007 年 9 月 7 日复诊：患者服药 4 剂，症状除，但停药又作。属风热夹痰蕴伏，照前方加牛黄 0.3g 冲服，再 4 剂而愈，不再复发。

八、小柴胡汤与肾绞痛（附验案二则）

《伤寒论》："伤寒阳脉涩，阴脉弦，法当腹中急痛，先与小建中汤，不差者，小柴胡汤主之。"腹中急痛，一个"急"字，细细品味，用意殊深。西医所谓"肾绞痛"多发病急剧，腹痛连腹，痛时腰腹难分，多在一侧（少腹、季肋），常伴口苦，甚则二便俱闭，多属三焦决渎失司，余常喜用小柴胡汤随症加减，有一定功效。仅举医案二则如下。

【病例一】

许某，男，60 岁。

患者素来体健耐劳，一日无明显诱因猝发左腰腹剧痛，即来医院急诊，经查尿常规、X 线照片等，考虑为输尿管结石，予镇痛、抗感染处理 4 日，疼痛不止，时而加剧，邀中医会诊：患者疼楚不堪，不能眠不能食，无大便，腹胀，口苦咽干，舌苔黄，脉弦数。属决渎失司，夹阳明腑实，拟下方。

柴胡 12g，黄芩 9g，玄明粉 12g，法半夏 9g，生姜三片，血余炭 3g，枳壳 9g，川厚朴 9g，党参 9g，甘草 5g。

嘱其服药 1 剂，但患者因痛苦甚，恐 1 剂药力未逮，故 2 剂作 1 剂煎服。当晚微利 3 次，下半夜痛渐止，沉沉安睡。

第 3 日诊之微腰痛，夜寐难，即改拟六味地黄汤加味善后。

【病例二】

余某，男，46 岁。

患者骤然左腰剧痛连腹，5 ~ 6 天不解，当地治疗不效，昨来急诊，腹部平片示输尿管下段结石。患者食纳难下咽，两天未大便，今天上午需作小便化验，竟癃闭不通，病人痛楚甚，口干苦不渴，舌红，苔黄白相兼，脉弦大稍数，仍从三焦疏利之。

柴胡 9g，黄芩 9g，法半夏 9g，生姜 8g，牛膝 15g，北黄芪 30g，泽泻 9g，甘草 5g。嘱其日服 2 剂。

服药后 2 小时即觉稍安，4 小时后服第 2 剂，其痛渐止，小便出。

次日，照方加金钱草、通草，痛全止，小便利。因急于回家过春节，拟四逆散加减排石通淋。

九、胶艾汤治疗阴痛

【病例】

林某，女，28 岁。

患者结婚已 3 年，尚未育子嗣。年余来，患者经水 2 个月一行，常腰痛，并诉同房后必阴中痛 2～3 天方自行缓解，曾在当地治疗无效来诊，妇科检查两次，均未见异常。诊之面色较潮红，诉腰痛，但小腹不痛，上月经色稍暗成块，白带少，舌红稍瘦苔白薄，脉细稍数而弦，先拟下方祛瘀调经。

桂枝 10g，茯苓 10g，牡丹皮 10g，赤芍 10g，桃仁 10g，法半夏 10g，薏苡仁 10g。

患者先服 3 剂，服药后平平，同房后阴痛依然，细审色脉，恐为阴火暗耗于下而致血荣于上而不足于下，阴血不能濡润，冲任经脉干涩不畅所致，遂拟胶艾汤加味。

当归 6g，川芎 3g，阿胶 10g，艾叶 15g，生地黄 20g，甘草 6g，白芍 20g，黄柏 10g。隔日服 1 剂。

患者服用 3 剂后，同房后不再阴痛，再连服 6 剂巩固疗效。

按： 本方主用四物汤加阿胶养血滋阴，以艾叶温经行气止痛，配黄柏清相火，又与甘草、芍药相伍止痛、清热、解痉、柔阴，庶可兼顾矣，故效如桴鼓。

十、活用麦门冬汤加味治疗妊娠恶阻

【病例】

周某，女，30 岁，怀孕 2 个月。

患者 1 周前出现恶心呕吐，6～8 次／天，咽干，胃纳欠佳，无腹痛及腹泻，无嗳气及反酸，无咳嗽，二便正常，曾输液 3 天症状未见好，食卧不安，深为所苦，遂来求诊。观其精神不振，面色欠红润，舌淡红苔白干，脉弦细滑。中医辨为肺胃阴虚有热，胃气上逆，施以养阴清热，降逆止呕，方选麦门冬汤加味。

麦冬 20g，法半夏 3g，党参 10g，红枣 4 个，怀山药 10g，竹茹 10g，枸杞子 10g，女贞子 10g，橘红 10g，生姜 10g，枇杷叶 10g，炙甘草 8g。

患者上方服用 3 剂后，复诊诉呕吐次数减少为每日 3 次，精神好转，胃纳渐进，仍觉咽干，舌淡红苔白干，脉弦细滑。仍守上方再服 4 剂。

三诊诉恶心呕吐消失，但口淡，胃纳尚可，睡眠正常，舌淡红苔白，脉细滑。遂改用陈夏六君子汤以善后，拟方如下。

陈皮 6g，法半夏 6g，党参 15g，白术 10g，云茯苓 10g，炙甘草 6g。

随访 2 周，未见复发。

按：妊娠反应是不少孕妇妊娠过程中的必有经历，现代医学认为本病属妊娠剧吐，可能与内分泌、绒毛异物反应及精神因素有关。中医则把严重的妊娠反应归属于"妊娠恶阻"的范畴，认为它的发生机理是冲脉之气上逆，胃失和降，并认为脾胃虚弱及肝胃不和是本病的病因病机，常用陈夏六君子汤及苏叶黄连汤加减治疗。笔者认为，妇女妊娠期间，因为既要自己吸收营养，又要供给胎儿营养物质，耗伤大量阴液，容易出现阴液不足，虚热内生，上炎于肺胃，以致胃气上逆，出现恶心呕吐，肺气上逆，出现咽干，而恶心呕吐、咽干正是主症，符合《金匮要略·肺痿肺痈咳嗽上气病脉证治》"火逆上气，咽喉不利，止逆下气者，麦门冬汤主之"的条文，故治疗当养阴清热，降逆下气止呕，方选麦门冬汤加味。方中重用麦冬为君药，甘寒质润，滋养肺胃，兼清虚火；配少量法半夏为臣药，降逆下气、和胃化痰，君臣相配，有润燥相济之妙；党参、怀山药、红枣、炙甘草、生姜益气健脾、调和脾胃、培土生金而为佐使，生姜还有止呕之效；竹茹配法半夏化痰止呕；橘红行气化痰；杷叶清肺胃之虚热，使火去津生；枸杞子、女贞子滋补肾阴，制约相火，防其动胎元。全方共奏滋养肺胃之阴、清虚热、降逆下气止呕之功，气阴两补，调整阴阳，巩固胎元，终获良效。

个人认为，妇女受孕以后，阴血聚于冲任以养胎，致使孕妇机体处于阴虚阳亢的生理状态，易"火逆上气"，造成冲脉之气上逆，胃失和降。加味麦门冬汤既养阴清热，降逆下气止呕，而且方中有不少益气健脾、调和脾胃的药物，一方多效，最终阴液得复，虚火得降，脾胃得健，胃气得降，胎元得固。由此可见，临床选方用药不必墨守成规，拘泥于固定证型，要识得变通，善于抓住主症治疗，活用经方，才能取得较佳的临床疗效。

十一、缩泉丸加味治尿床

【病例】

江某，男，4 岁。

患儿生长发育尚可，唯晚上经常尿床，或每晚或隔晚，或一次或两次，其父母因此不敢送入托儿所。诊之：患儿唇红舌红苔白，辄易自汗，食纳可，尚活泼聪明，手纹淡紫。审此证，因无明显先天不足或肾无不充之象，仅缩泉丸固脾肾；自汗当属卫气不固，选玉屏风散从中焦治之。因卫气来源于下焦，滋养于中焦，开发于上焦，上虚不能制下亦可致遗尿，故关键在两方面相互为用：养心神益肺气以固下，运脾健胃和中以止汗。服药 2 剂，遗尿明显减少，共服 6 剂，遗尿全止，但自汗仍时有，未再诊治。其后数年，送托儿所及小学无再发。

十二、柴羚地黄汤加味治疗小儿外感发热

【病例】

谢某，男，2 岁。

平素体质虚弱，易感冒，10 天前天气转凉，恶寒后发热，高热时易抽搐，少咳不懂咳痰，伴鼻塞流涕，反复发热，间断注射 7 天抗生素热未退，由父母抱来求诊。诊其咽喉较红，舌红苔白，脉浮数。考虑证属虚人外感风热，热盛动风，用小柴胡汤加葛根之类和解少阳、解肌透表，合用羚羊地黄汤助厥阴营血，拟方如下。

柴胡 8g，黄芩 6g，甘草 4g，葛根 10g，法半夏 6g，桔梗 6g，党参 6g，羚羊角 3g（先煎），生地黄 12g，牡丹皮 6g，白芍 6g，生姜 6g，甘菊 6g，地骨皮 6g，荆芥 2g（后下），金银花 12g，连翘 12g。

患者上方服用 1 剂后，次日热退；续服 2 剂后来复诊。代诉尚流涕，少

许咳嗽，舌淡红苔白，脉浮。思其余邪尚存，正气未复，施以益气健脾、疏风宣肺之法，四君子汤加减如下。

白术5g，党参5g，怀山药6g，茯苓6g，陈皮5g，甘草2g，桔梗6g，谷芽8g，甘菊4g，苏梗3g，牵牛子4g，法半夏5g。

上方服用4剂后，症状消失。

按：此例外感发热抽搐案属于虚人感冒，热入营血动风，恶寒后发热乃主症，"伤寒三日，少阳受之"，属小柴胡汤证。小柴胡汤原本是和解少阳，主治寒热往来之方，是通过枢转人体少阳的阳气与津液，和解透邪气而达到整合寒热的调节作用。故以小柴胡汤和解少阳枢机为主，加葛根解肌透表，而常有厥阴营亏木旺者，需辅以羚羊地黄汤助厥阴营血，透解少阳邪热，并能防柴胡劫肝阴。有些小儿发热稍高就会抽搐，就是营亏木旺、肝内易动，最宜此方。加金银花、连翘、甘菊、荆芥疏风清热解表，终得良效。笔者认为小柴胡汤加味治疗感冒，以发热恶寒为主症，而不是以咳嗽为主症者，有明确的疗效。而且小柴胡汤是退热良方，临床早有报道，但如果第一天发热的病人就用小柴胡汤多数不灵；第二天用药，应在小柴胡汤中加解肌药；第三天值少阳期，用之有效；发热第三天以上，用小柴胡汤疗效较好。小柴胡汤不仅是治疗外感病的常用方，也是治疗内伤杂病的重要方，特别是其退热功能临床报道颇多，但辅以羚羊地黄汤透解少阳邪热，尚属首创。需要注意的是羚羊角性味咸寒，不宜久用，热退及热度不甚高时应停用或不用，以免损伤阳气。上述少阳厥阴合病的案例，不论小儿、成人均不少。也从医疗实践上说明厥阴营血储调系统是少阳游离阳气、整合寒热调节的支持系统。

十三、加味导赤散治失眠

【病例】

陈某，男，41岁。

患者失眠2年，深为所苦，常需服用安眠药才能入睡，近2周来睡眠较少，甚至整夜不能入睡，心烦，口苦，胃纳尚可，大便调，小便稍黄，舌红苔白，脉细弦。辨为心火炽盛，心神不安，治拟清心利尿、滋阴降火、交通心肾，投予加味导赤散。

生地黄15g，通草5g，竹叶6g，灯心草1g，女贞子20g，牛膝10g，夏枯草 10g，酸枣仁 20g，生甘草 6g，合欢花 10g，柏子仁 20g，丹参 20g，夜交藤 20g，郁金 20g。

上方服用 7 剂后，患者睡眠好转，心烦、口苦消失，小便正常。守上方加党参 10g，改生甘草为炙甘草 8g，以益气养心、补益和中。再服 10 余剂后，患者睡眠渐佳。

按： 失眠是常见病证，尤其在生活节奏日益加快的今天，此病证尤其突出，表现为入睡困难，或睡后易醒，醒后不能再睡，或时睡时醒，甚者翻来覆去，彻夜不能入睡，严重干扰了日常生活和工作，使患者精神饱受折磨。西医学往往把失眠归入神经官能症范畴，治疗无非是镇静安神，服用安定、舒乐安定之类镇静剂，但容易产生依赖性，一旦停药又旧病复发，治标不治本。中医把本病归入"不寐"范畴，认为"神安则寐，神不安则不寐""胃不和则卧不安"，其主要病机为脏腑功能阴阳失调，气血失和，致心神不安或心神失养。虚证多属阴血不足，责在心脾肝肾；实证多因肝郁化火，食滞痰浊，胃腑不和。治当补虚泻实，调整阴阳。虚者补其不足，益气养血、滋补肝肾；实者泻其有余，消导和中、清火化痰。

笔者把本病病因归于心火，乃因心主藏神，火邪扰心则神不安，无论是肾阴耗伤、水不济火、心阳独亢、心肾不交，还是五志过极、心火内炽，抑或宿食停滞，酿为痰火，均离不开心火扰乱心神，而致不寐。故治应清心利尿、滋阴降火、交通心肾，方选加味导赤散。方中生地黄、通草、竹叶、灯心草清心利尿，女贞子滋补肾阴以制阳，夏枯草泻肝火，牛膝配灯心草导热下行，柏子仁、合欢花、夜交藤养心安神，则心火得泻，阴液得滋，心神得安。此非天王补心丹、黄连阿胶汤、酸枣仁汤类所能达到的效果。当然临证时还应根据兼证，灵活加减，而且要因人而异，不能一条方用到底、全盘照搬，往往会适得其反。

十四、桂枝加葛根汤加味治颈椎病上肢麻痹症

【病例】

潘某，女，55 岁，广州某大学教师。

患者以舞蹈为业，年轻时勤于练功，今已过知天命之年，经常上肢麻痹，震颤乏力，项时强，查颈椎增生明显，舌淡红苔白，脉沉细，于 2008 年 3 月

来诊。

桂枝 10g，白芍 10g，生姜 20g，炙甘草 10g，红枣 6 个，熟附子 10g，葛根 20g，白术 20g，北黄芪 30g，蜈蚣 3 条，乌梢蛇 20g。

患者每天服 1 剂，连服 60 剂，至 5 月 7 日复诊，上肢麻痹、乏力症状完全消失。

按：此颈椎病沿用桂枝加葛根汤加北黄芪、白术、熟附子之法治疗。因其诉说每次练功后汗出较多，平时较畏寒怕冷，故加蜈蚣、乌梢蛇以助通络。关键在于守方不变，患者恒心服用 2 个月，故有此效。

十五、活血以消蛋白尿

【病例】

符某，女，16 岁。

患者于 3 个月前因目窝微浮、小便黄短到医院检查，发现尿蛋白（+++）～（++++），其余正常，周身无明显浮肿，无外感病史，食欲可，大便难，月经量多、色暗红，腹微痛，舌红偏瘦有紫斑，苔薄，脉细涩。患者曾在当地按肾炎用中药治疗 3 个月无效来诊。辨证属气滞血郁。

蝉蜕 3g，天台乌药 10g，香附 15g，当归 6g，甘草 6g，五灵脂 3g，白芍 10g，川芎 3g，延胡索 16g。

患者连服 3 剂后，小便复查，蛋白消失；两天后，经水即来，经血成块而干，改用二甲复脉汤 3 剂；服药后月经好转，经净后，尿蛋白定性（+），仍照前方加减枸杞子、菟丝子之类，连服 10 剂后，小便检查正常；一年后追踪，未见复发。

按：活血化瘀治疗急、慢性肾炎早有报道，而用此法治疗蛋白尿却很少见，多从健脾、补肾、利水、涩精着手。《金匮要略》云："血不利则为水。"水血瘀阻成浮肿是常有的。从本病例的情况看，蛋白尿的原因乍看来不甚了了，但综合患者病情之月经色暗红、腹痛量多、舌有紫斑，却似经水因瘀阻而外溢，气滞血郁形成蛋白尿，故用活血化瘀之法治之效验。笔者曾用上述方法治疗妇女尿频尿急、小便频数之症（既无肾虚之候，又无尿涩痛之征者），也收捷效。提示了腹中气机阻滞，血郁不行也可产生泌尿系诸症。

十六、小脑出血栓塞及脑积水

【病例】

刘某，男，59岁。

患者10天前工作时猝然头晕，急扶至医院就诊，作美尼埃病治疗3天无效，头颅CT检查疑为肿瘤，近日发热、昏迷，遂来我院脑外科住院，确诊为小脑出血栓塞并积液，予开颅脑室引流，气管切开。

其家属1996年11月6日半夜12时请余会诊：患者昏迷，张口呈潮式呼吸状，呃逆，10天未排大便，手微痉，发热，气促，痰不多，脉弦实。考虑属"太阳蓄血"之类，拟下方。

桃仁10g，桂枝5g，芒硝10g，大黄12g，甘草8g。凌晨1时服1剂。

1996年11月7日中午：患者热退，呼吸平顺，呃逆未止，泻下黑便。西医谓上消化道出血，嘱勿处理。改拟血府逐瘀汤合旋覆代赭汤加竹茹。

桃仁5g，红花3g，当归5g，川芎5g，赤芍5g，生地黄10g，枳实5g，桔梗5g，北柴胡5g，牛膝5g，旋覆花10g，竹茹10g，代赭石30g，法半夏10g，党参10g，生姜8g，炙甘草6g。上方服1剂。

1996年11月8日上午：患者已清醒，呼吸平顺，无发热，18小时未排大便，饥饿有食欲，无呃逆，脉弦，改拟小柴胡汤和解。

柴胡10g，黄芩10g，法半夏10g，生姜6g，枳实10g，赤芍12g，地龙10g，党参10g，甘草6g，川芎6g，琥珀4g，熊胆粉0.5g，红花3g，桔梗10g。上方服2剂。

1996年11月9日：患者神清，呼吸欠平顺，因切开气管，故稍有痰鸣，改血府逐瘀汤合旋覆代赭汤加减。

1996年11月11日：因胃管返流，患者停药1天。

1996年11月12日：患者神清，仍时有胃管返流。拟半夏天麻白术散加减。

天麻10g，法半夏10g，陈皮6g，云茯苓12g，甘草3g，白术10g，泽泻10g，琥珀5g，地龙10g，赤芍15g，川芎3g。

1996年11月14日：患者已拔脑室引流管，能讲话，诉头重痛，尚有少许胃管返流，因2天未食，无大便，照上方服1剂而安。后转入中医病房调治月余，步行出院。

按：此后，本人曾遇一患者，猝发行走步态不稳，头颅CT检查提示小脑梗塞。在神经内科住院近一个月出院，病情稍好转，但仍行走不稳，经人推荐来诊。患者无头晕头痛，二便自调，胃纳好，能安眠，舌红暗苔白，脉弦。拟桃核承气汤，连服7剂，大便日行2~3次，步行渐稳。嘱继续服7剂后改用天麻钩藤饮加田七、虎杖等，渐愈。

十七、治疗梦呓

【患者】

康某，男，41岁。

患者诉梦呓20多年，每晚必梦呓或呼叫，或大声纳语，醒后大多忘记，但稍疲倦，余无所苦，舌质暗苔稍干，脉细弦。于2011年7月25日来诊，拟下方。

桃仁10g，桂枝8g，大黄10g（先煎），炙甘草8g，朱砂1g（冲），神曲8g，黄连8g，当归8g，生地黄12g，郁金20g，菖蒲6g，白矾2g，九香虫10g。

患者连服16剂，服药后未再发。

按：此方为桃核承气汤去芒硝，合朱砂安神丸加减化裁而成。患者20多年的痼疾，必有瘀血蕴积脑络，光依赖朱砂安神丸必然难奏其效，以桃核承气汤通太阳瘀滞，开其出路，佐以九香虫、郁金入脑解郁透达，竟能应手取效，亦喜出望外。记得30多年前，有同道同宿舍进修的同学亦每晚大声梦呓，寻遍医者均无效应，良可叹也。

十八、血府逐瘀汤加味治外伤血气胸

【病例】陈某，男，68岁。

患者因车祸外伤于2015年5月1日入我院胸外科就诊，检查发现第3、第4肋骨骨折，胸部皮下积气，右侧气胸，双胸积水，纵隔气肿。行胸水引流等治疗措施，胸水色红。自觉胸肋痛、气促，直立坐不能斜卧与平卧，3天未大便，神志清，舌红暗苔白，脉弦。拟血府逐瘀汤加味。

桃仁 10g，红花 3g，生地黄 15g，赤芍 10g，川芎 10g，当归 10g，柴胡 10g，牛膝 10g，桔梗 10g，枳实 10g，大黄 10g（先煎），芒硝 10g（冲），炙甘草 8g。

3 剂。

2015 年 5 月 4 日二诊：患者用药后每日行大便 2 ～ 3 次，已能斜卧 45°，照方去芒硝，4 剂。

2015 年 5 月 9 日三诊：患者能平卧，下腿麻、刺痛，改用身痛逐瘀汤。

没药 6g，五灵脂 10g，桃仁 10g，红花 3g，羌活 5g，炙甘草 8g，秦艽 15g，香附 15g，当归 10g，川芎 8g，牛膝 10g，地龙 10g，黄柏 10g，制川乌 15g，丝瓜络 15g，姜黄 10g，海桐皮 15g。

患者服药 6 剂后，下肢痛渐减，改用知柏地黄汤加牛膝 10g，薏苡仁 30g，苍术 10g，调理善后而愈。主管外科医生大为惊讶，想不到近七旬病人竟吸收康复如此之快。

思维方式剖析：王清任的血府解剖描画在两肺侧："谓膈膜以上满腔皆血，故曰血府。"因此，此案基本上属方证相对的临床思维。但结合调胃承气汤，则是因肺与大肠相表里，通下后有利于外伤血瘀气积水停的迅速吸收。以笔者的经验，对一些外伤气胸、闭合性气胸也常用血府逐瘀汤，均有较好的帮助吸收康复效果。本来"肺为多气少血"之脏，在这里气之膹郁，在瘀血梗阻之故，因此可用血府逐瘀汤。

十九、缩泉丸合蒲灰散加味治膀胱结石

【病例】麦某，男，68 岁。

患者原有膀胱结石病史，无症状，但近三天猝作溺时即痛，淋涩难忍，来尿一半即止，坐卧不宁，无发热，尿稍黄，舌红苔白，脉弦。欲入院行手术，却需候床入院，患者不能耐受淋痛之苦，于 2002 年 12 月 9 日来诊，邀余先开中药解之，拟下方。

乌药 15g，怀山药 15g，益智仁 10g，蒲黄 10g，滑石 30g，甘草 10g，桔梗 16g，冬葵子 20g，金钱草 30g，紫花地丁 10g。

1 剂即症状止；3 剂已不发作，溺尿自调；一周后入院手术，结石竟如鹌鹑蛋大。

按： 此病人原有膀胱结石病史却无症状，一旦出现症状又淋涩难忍，尿一半即止，坐卧不宁，仍按石淋辨治。蒲灰散方加金钱草、冬葵子等配以治尿频数的缩泉丸方，竟能症状立止。通淋中佐以升提，亦为提壶揭盖之法，双向调节的思维方式。

二十、桃核承气汤加味治脑出血后植物状态

【**病例**】高某，男，57岁。

2013年1月1日，患者因左基底节脑出血破入脑室、高血压病3级、继发性癫痫，入颅脑外科治疗。行左枕角脑室引流术、血肿清除术等，住院近半年，2013年6月26日患者植物状态出院。出院前家属邀余诊治并开方携回配服：见仍保留气管切开插管及留置胃管，患者呈植物状态，昏迷，目闭，不知伸舌，腹壁拘急，脉弦有力。拟桃核承气汤加味。

桃仁15g，桂枝10g，大黄10g，炙甘草8g，外菖蒲6g，川芎10g，葛根20g，远志6g，玄明粉6g（冲）。每日1剂，连服6剂。

2013年7月4日二诊：出院后服药1日，患者已能睁合眼，仍昏迷，痰鸣，失语，大便难，拟下方。

桃仁15g，桂枝10g，大黄10g，炙甘草8g，玄明粉6g（冲），竹沥水1支，生姜汁1匙，远志8g，外菖蒲6g，牛黄（冲）1g。

2013年7月8日三诊：患者神稍清，大便通，痰鸣，夜不寐，烦乱，昼日睡眠昏沉。仍用桃核承气汤加葛根、川芎、远志、外菖蒲、牛黄、竹沥水、姜汁、蜈蚣、僵蚕、全蝎，每日1剂。

2013年7月18日四诊：患者喉间已能有吞咽动作，照上方继服。

2013年7月22日五诊：手能稍动，嘱在当地医院逐步关闭气管切口，并拟下方加强涤痰之力。

桃仁15g，桂枝10g，大黄12g，炙甘草6g，竹沥水1支，生姜汁1匙，牛黄1g（冲），蜈蚣3条，远志6g，外菖蒲6g，僵蚕15g。每日1剂。

2013年8月1日六诊：患者已完全关气管切口，自主呼吸，难咯痰，咽梗，痰鸣。改拟下方，仍以涤痰为主。

枳实10g，桔梗6g，赤芍30g，炙甘草8g，竹沥水1支，生姜汁1匙，牛黄1g（冲），桃仁15g，薏苡仁30g，黄芩10g。每日1剂。

2013年8月8日七诊：患者咽梗好些，痰减少，能吞咽，稍有意识，尚语塞，右偏瘫，舌红暗苔腻，脉弦，拟下方。

北黄芪100g，远志6g，外菖蒲6g，桃仁10g，赤芍10g，防风10g，全蝎6g，蜈蚣3条，僵蚕10g，牛黄（冲）1g，何首乌20g，大黄12g，熊胆1g（磨冲）。

2013年8月29日八诊：患者亲属喂食即可吞食，大便4天一行。照上方加玄明粉6g（冲），每日1剂。

2013年9月18日九诊：患者能少许发声示意，痰不多。仍用桃核承气汤加全蝎6g，蜈蚣5条，远志6g，外菖蒲6g，葛根30g，川芎10g，何首乌20g，北黄芪100g，防风10g，赤芍10g。每日1剂。

2013年9月30日十诊：患者近期极懒言，尿频。改用资寿解语汤加桃仁、大黄、玄明粉、远志、外菖蒲、桔梗，每日1剂。

2013年10月21日十一诊：患者能语欲说，但语不清，语謇，偏瘫，右下肢能动尚有力。改用桃核承气汤合黄芪赤风汤加田七8g，熊胆1g，蜈蚣4条，全蝎6g，茯苓10g等。

2013年10月28日十二诊：患者能在家属扶持下练习行走，仍以右侧偏瘫为主。仍照前方加减，每日1剂，神困乏加少许红参、鹿茸，短期数服。但血压升高，欲作癫痫，加熊胆、羚羊角加减调治。

至2014年6月，患者神志清楚，能准确表达，语能达意，但听力欠佳，能自行调电视频道观看电视，右侧偏瘫，仍需人扶持方能行走，因早期懒于练习，故依赖轮椅。左手能进食，二便可知晓，生活基本能自理。

按：本案脑出血后用桃核承气汤是基于个人经验体会作太阳蓄血证论治的。通下颅内瘀血为整个治疗的核心。针对植物人状态，先致力于涤痰开窍，使能早日关闭已切开的气管，从而实现自主呼吸。治痰必须肺心（脑）同治，姜汁、竹沥，加上牛黄、熊胆治心脑之痰；桔梗、黄芩、石菖蒲、远志、薏苡仁、桃仁、玄明粉清肺下痰，缓图取效。进而开窍，涤痰醒神益智，即在桃核承气汤祛瘀基础上用虫类药通窍，如全蝎、蜈蚣、僵蚕，又加熊胆、人参、茯苓等痰瘀兼治，益气活血，因而渐能吞咽饮食，神清而生活自理。而补阳还五治偏瘫之类，应用与他人同，不赘。

此例患者有幸得瘥，有赖于家属经济条件许可及悉心照料。只可惜患者本人中早期不愿积极配合加强肢体活动锻炼，致使肢体自主运动的恢复并不如意。

如上所述，本案既有方证相对思维，又有分析病机、研判随症加减思维。临床中，医师积累了一些方证经验之后，治病时往往第一反应就是方证相对，继而思考辨析病机，再而比较对照后加减对症或合方对症，此为一种综合的思维模式。

二十一、柴胡加龙骨牡蛎汤合磁朱丸治幻觉

【病例】

袁某，女，27岁。

患者于2014年9月14日来诊：诉时有幻觉2年多，睡眠不稳，梦多，纳好，二便自调，月经正常，舌淡红苔白，脉沉细。拟下方。

柴胡12g，赤芍12g，黄芩10g，法半夏10g，生姜10g，炙甘草8g，川芎6g，党参12g，制首乌20g，龙骨30g（先煎），朱砂1g（冲），神曲8g，牡蛎30g（先煎），磁石30g（先煎）。服药4剂，每日1剂。

2014年9月19日二诊：患者幻觉明显减轻，照上方加桃仁10g，桂枝10g，大黄8g（先煎）。6剂，善后。

按： 据《伤寒论》原义，柴胡加龙骨牡蛎汤治"烦惊""谵语"，与幻觉之间应有相似的病机，因此拟用柴胡加龙骨牡蛎汤加减。去原方桂枝之温，加川芎、何首乌之辛润养血，合朱砂安神丸之镇潜安神，故复诊时见效。考虑病已有2年多，故再加桃仁、大黄、桂枝通阳活血下瘀热而善后。此案虽是个案，但亦为方证相对、延伸类证的临床思维方法提供了实践依据。

二十二、血府逐瘀汤治气胸恢复后喘证

【病例】

谭某，男，77岁。

患者平素嗜烟，有慢阻肺病史，自2013年12月起，曾3次发作自发性气胸。近期行走10多米即气促，偶尔咳嗽，少痰，纳可，大便自调，洗澡时也会咳嗽气促，舌暗红苔白，脉沉细。拟下方。

柴胡8g，桃仁9g，红花3g，当归10g，川芎8g，桔梗10g，枳壳8g，

牛膝 10g，赤芍 10g，生地黄 12g，沉香 6g（后下），槟榔 10g，乌药 10g，红参 10g（焗），紫河车 10g。服 4 剂，每日 1 剂。

12 月 14 日二诊：患者气促明显减轻，照前方改用紫河车 20g，再服 6剂，气渐平顺，能缓行不气促。

按： 前文曾提及王清任《医林改错》之"横膈之上，满腔皆血"，并描画血府在人胸胁两侧。因此，笔者常以此方治气胸，有较好的效果。此例病人气胸发作 3 次，应是气府血瘀未清所致，故用此方，加用四磨汤降气肃肺，故疗效明显。这是方证相对的思维模式应用的范例。

二十三、导痰汤合桃核承气汤治呼吸窘迫综合征

【病例】

陈某，男，53 岁。

患者素有脂肪肝、高血压病，长期服降压药，查血压 140/100mmHg，夜卧鼻鼾声重如雷，常有呼吸窘迫，于 2014 年 11 月 20 日来诊：舌胖苔白，舌根黄腻。属痰浊中阻，肺气壅郁，拟桃核承气汤合导痰汤加减。

桃仁 10g，桂枝 10g，大黄 10g（先煎），炙甘草 8g，外菖蒲 6g，远志10g，白芷 10g，川芎 10g，葛根 15g，桔梗 15g，枳实 10g，胆南星 10g，茯苓 15g，法半夏 15g，牡蛎 30g（先煎），龙骨 30g（先煎）。

患者连服 6 剂，感鼻鼾声减轻，窘迫渐缓。再服 6 剂于 12 月 2 日二诊：诉夜尿频，每晚 5 次左右。照前方加桑螵蛸 20g，沉香 5g，五香虫 6g，山萸肉 10g，补肾降气纳肾以善后。

按： 鼻鼾及呼吸窘迫及舌胖苔腻，辨证应属痰浊壅肺的表现，以导痰汤豁痰开窍，再加外菖蒲、远志、桔梗、枳实开心肺之窍；痰浊壅清窍，久而久之，血随痰壅上升，瘀阻于上，故用桃仁、桂枝通阳破血，大黄通下瘀阻。此例审因辨证察机切合用方，故有良效。

思维小结： 过去对医案的整理多从证效分析入手，本文却从思维方式入手。从上述案例中我们发现：除了诊病审因、辨证察机、随机选方、无方立法、对症用药的整体辨治思想外，临床实践中，辨病选方、辨证用方、对症下药也是常用之法。有些病人审因与辨证都一时不容易，病方相合、方证相对、症药对应却更直接。这时就更需要综合运用这些思维方式。例如，桂枝

加黄芪汤治黄疸，防己地黄汤治妄行独语，都是不容易辨证审因的，这就要求我们不但要熟知方剂的功用，更应透解它的主治。以方证相对思维做先导，对症加减用药，可有效解决许多棘手的临床疑难证候。总之，透解道与术的关系，认识方药的功能，更要知道它的主治并学会活用，是临床思维的核心要求，即《内经》所说的"杂合而治"。另外，前人有效的治病方药的实践，是中医辨治思维必须重视的内容。因为医学的真知必须在实践中检验与理解，只有这样，前人的理论才能得以传承。《内经》中有大量的理论，而严谨的思维方法介绍则是十三方，均是方证相对，说明中医临床思维实践是从方证相对开始的。时至今日，临床医生仍是《内经》所说的"方士"，但已是具有更复杂理论思维与综合认知的"方士"了。

第五章　从源流看原理的假说

一、从天人相应的客观途径探讨藏象本源的假说

《内经》云："人以天地之气生、四时之法成。""天食人以五气，地食人以五味。"就是从天人相应的客观途径探讨藏象本源思想的反映。《伤寒论》也有类似的提法，即"天布五行，以运万类，人禀五常，以有五脏"，由此可见，这是贯穿中医基本理论的观念。注重对天人相应说的研究，获得较客观、具体的理解，并从这一基点出发，推动中医理论的研究与发展，将有重大的意义。所谓的"唯象"理论，是天象、卦象、舌象、脉象等象，试图用现有水平、现代语言加以解释，表达是什么意义而已。本文仅围绕藏象谈谈笔者的一点认识。

（一）天人相应的客观存在

据我们现在所知，天人相应确实是存在的。美国人类学家沃森的《生命潮流》认为：每个人体内的液体是古代海洋的完美再现，我们血液中的钠、钾、镁和原始海洋里的是相同的。有人认为：每个细胞都像一个微小太阳系，并受天体电磁场影响。国内罗颂平氏报道：妇女群月经的周期与太阴月节同步，即行经期较多集中于月消期前后，排卵期较多靠近月满期。这些现象，是外界环境作用于人的松果体，影响人体内分泌的"微观潮汐"所致。

另一方面，进化论告诉我们，自然界的演变影响着生物的进化，而生物的个体发育的不同阶段，又反过来清楚地反映了动物种系（亦称系统）的演化过程，德国生物学家海克尔把这种个体发育现象叫"重演论"。不但胚胎发育可看成是生物进化的缩影，人体生理也如此。俄国的梅契尼可夫从海河车这种动物的体液内首先发现白细胞吞噬现象，后来也在人体内找到白细胞的

吞噬现象，从而创立了"吞噬虫学说"；而且病原体的专一与特异性，免疫学上抗体的特异性都与种系进化理论有关。在遗传基因中，也反映了生物进化的痕迹。

近年来对生物信息传递的研究方兴未艾，包括神经系统、胚胎与生物群体的信息传递等。又如，当人们发现某些外气功治病为低频涨落红外线时，便加大红外线功率用治疗机治病，结果却无效。后来才考虑到信息疗法，即以激光载体把气功信息运载到穴位深部，通过经络、神经、体液的作用以调整人体某种失衡的状态，使其康复。总之，现代有大量的资料提示了天人相应的存在。仅就上面所述，就给我们描绘了一个简略的天人相应的路线示意图，如图 5-1 所示。

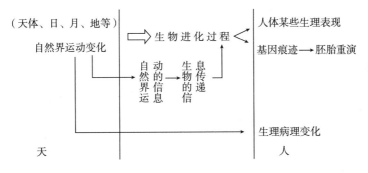

图 5-1　天人相应路线示意图

此图给我们以很重要的提示，即自然界与人有相应的关系，从生物的基因到胚胎到人的生理表现的各部分，都有某些对应存在，而非生物界（包括天体、月球等）的演变则自始至终以信息传递的方式影响着生物乃至人类的进化。可以看出，这种天人相应，是以自然界—信息—生物进化—遗传的方式，在漫长的自然发展史中，通过遗传积累而获得的。换言之，可以把人看成是这个历史进化过程的各种时间层次的总底片，或叫全息照片。可见，中医学的天人相应的思想无疑是反映客观实际的，是科学的。张仲景说"人禀五常，以有五脏"，一个禀字，就把天人相应来源于禀受（遗传于父母）的传递与遗传的意义基本表达了。不过，这里的天人相应观却仅提到以阴阳、四时、五行、六气等做分类与信息传递，其中的物质、信息、能量具体是什么，以及如何传递，我们目前还一无所知。

（二）藏象经络的本源

阴阳五行学说显然不能完全概括藏象功能，如金的清肃、刚劲不能完全概括肺的功能一样。研究整理中医的藏象经络，有必要从天人相应观出发，重新研究自然界、生物界遗传在人体的各种信息，从发生学、胚胎学、生物比较解剖学、系统演化论等中寻找与研究，以阐明中医藏象学说的内容与本源。

由于远古时代地球上由寒冷水漫到炎热干燥等自然环境的演变，使生物进化经历过水生、两栖与陆生三阶段。不论是水中浮游的鱼类或是陆上的爬行动物，它们的头、项、背都是向上的，腹部是朝下的。从这些动物进化而来的人类，头项属太阳之表，主御寒；腹部属阳明之里，主耐热；两侧属少阳半表半里，主转枢。因此，太阳病则恶寒，阳明病则恶热，少阳病则往来寒热。Ｔ·Ｅ鲁等编著的《医学生理学和生物物理学》认为，丘脑前侧主耐热调节，丘脑后侧为抗寒调节，两侧为整合调节。自然环境的变化、生物进化对人体的生理病理的影响，中西医之间竟有这般相似的认识，这是一个值得探讨的问题。它使人马上会联想到：人体背侧太阳之表的抗寒调节来源于水生动物，体前阳明之里的耐热调节来源于陆生动物，两侧少阳转枢的整合调节来源于两栖动物。

例如，《内经》最早提出肺外合皮毛，有人运用比较解剖学、生理学的资料，系统地以演化发展的理论研究了从蛋白质到单细胞生物、两栖类乃至人类的发展进程，亦显示了肺与皮毛表里相合、司呼吸的作用。揭示了生物在水的媒介下，皮毛与肺的关系，即是生物气体交换的过程中旧"气门"（汗孔）与新"气府"的关系，它们仍随呼吸而共同开阖（后世谓遍身毛窍俱暗随呼吸之气而为起伏，气功家们亦有此感受），这就是肺与皮毛相合的由来，说明在生物演化史上，肺与皮毛曾是"同功"的器官。同时，较高等的无脊椎动物的呼吸器官是由表皮的一部分转化而成，或向外突出成为水生种类的腮，或向体内发展成为陆生种类的气管，那么肺与表皮又曾是"同源"的器官。

《内经》认为膀胱与毫毛相应。但中医概念的膀胱，不仅是解剖学上的膀胱，而是排泄水液系统功能的概括。从生物进化的过程来看，肺呼吸功能进化完善之日，也即膀胱贮尿功能进化成熟之时。生物进化到哺乳类，才真正形成肾、输尿管、膀胱、尿道的完整尿液排泄系统，也是直到到哺乳类才产生毫毛，且多数有毫毛。可见，尿液排贮系统进化完整与有毫毛的表皮的"相应"出现，并以相应联系的方式，协同完成哺乳动物水液代谢的排贮的调节，这就是膀胱与毫毛"相应"在生物系统演化史上的意义。人是进化了的哺乳动物，不例外于此种意义。

总之，生物的肤表，在水中本来有呼吸与排泄两种功能，进化到人类后，仍有着汗津的排泄，保持与膀胱"相应"的联系，并存在着与肺呼吸"相合"的作用，并以此种生物原始机能的某些内在联系同时影响着呼吸与排泄。而追溯这种系统演化的由来，离不开生物从水生环境到陆生环境的变化的影响，按中医五行术语来说，是从寒水到湿土、从暑火到燥金的转变对生物产生的种种影响。而太阳膀胱的排泄则仍保留着在寒水环境中的某些性质。

又如，从比较解剖学来看，心脏起源与血管一样，都来自中胚叶的间叶细胞。事实上，心脏就是一段较为膨大、富有肌肉的血管而已。动物第一个出现的血管是脐肠系膜（卵黄）静脉，当下板的壁在胚胎腹面愈合的时候，二条卵黄静脉愈合而形成心脏，心脏居于脊椎动物身体腹部中央，包到腹系膜内。这就是"心主血脉""心与小肠相表里"的生物渊源。临床上，在小肠外的神阙穴（脐）拔罐能疏风活血，治疗风疹，就是这一理论渊源的验证。

生物系统演化也可反映在临床上，如表皮受凉易诱发支气管炎，与它们曾是"同源"器官有关。有人报道急性乳腺炎、乳闭初用麻黄汤，一剂知，二剂已。从生物系统演化观点看，乳腺是从汗腺演变而来的，故桂枝汤治自汗而又能治乳漏。

对于经络的实质，有人从发生学、结构学上来探讨，认为其与神经节段有关，来源于胚胎早期三体的演化。美国理查德·康里博士也有这个设想，认为穴位与机体的不同部位、不同机能的相互关系，从某种程度来说可能来源于胚胎时期。种种迹象提示，经络很可能是生物的一种古老的传导系统，在生物漫长的进化过程中，神经、血管系统从中迅速分化与完善起支配作用，使原来的经络系统居于"二线"地位，但仍能影响着神经、血管的功能，并发挥自己的传导作用。在针灸、气功、特异功能等的情况下，最容易反映它的存在，激发它的功能。我们已经知道，兽医能用针灸治疗家畜，不少动物可以通过针灸治病。但生物学家们对生物的经络传导系统了解尚少，未能为我们了解人类的经络的本源提供更多的参考。生物学界如果能在横向联系当中为此作出贡献，将会对中医学的发展有重大的意义。

总之，自然界的演变无时无刻不影响着生物及人类的进化，而生物进化历史过程中的若干联系仍深刻地蕴藏于人的机体之中，传统悠久的中医学理论往往与这种生物的原始的联系相吻合，并应用了这种联系，用经络、阴阳气化学说加以解释，然而对其演化的历史与渊源却未能加以阐明，值得日后加以研究，并在研究中推动中医学的进一步发展。

（三）阴阳八卦五行问题

阴阳二字，从文字源流上来理解，有山北水南曰阴，山南水北曰阳之说。山的日照面温热、明亮，气流上升属阳，山的背光面阴暗、寒凉，气流下降属阴，古人便从此自然现象中把阴阳的属性抽象出来了，发展成阴阳学说，它就像从矛与盾抽象出矛盾论一样，已经升华成一种系统的理论，阐明自然的朴素真理了。地球正是在太阳的照射下分出阴与阳、日与夜、寒与热，并在公转过程中产生四时，在阴阳四时的作用之下，地球表面的大气层产生了气流，形成了风暑湿燥火寒六气，生物也就在地球上从无到有，从简单到复杂的衍生出来。故阴阳的属性必然地、无孔不入地渗透到各种自然现象之中及生物界与人的各种生理之中，即所谓"天地阴阳，合之于人"。三阴三阳经脉在肌体中的分布恰恰就是阴阳演变在生物进化过程中遗留下的线性描述。

太极八卦本是古人观察天地自然规律的科学总结。太极图实际揭示了在闭合的空间、无限循环的时间下的阴阳消长规律。八卦则是在此规律指导下，阴阳交感、痞塞、衍化、复合等的多层次图解，并成为人类赖以认识客观世界未知部分的指南。例如针灸学上的灵龟八法，就是以奇经八脉纳八卦，每一奇经以每一交会穴作代表，然后运用九宫八卦、日干的演算方法，算出人体气血子午流注的开穴时间，作为临床选穴、用针最佳时间的依据。相比之下，当今人类社会的科技水平尚未能研制出人体气血流注、阴阳消长的探示器，这不可谓不是古人的创举。

五行学说一直在受到人们的批判，丰富多彩的大千世界，为什么就是一分为五呢？据说它的来源与深奥古朴的河图有关，古人从四时加长夏、四方加中央等这些基本时空数目出发，通过河图洛书这样简练的几何图形运用于各种自然科学的演算之中。五个手指手一双，可能仅是古人五行学说、十进制的数学思维的最初启发而已。实际上，不但一分为五是可以指责的，一分为二也有人持异议。有人说，为什么不可以一分为三？上下、左右、前后立体空间，过去、现在、将来的时空观也可以。古印度又有一分为四的理论。而门捷列夫周期表中元素的多少，还尚待人类不断发现修正。为此，笔者怀疑目前争论一分为几是否有必要。因为人类在认识自然界的过程中，必须给自己做某些人为的规定，作为反映客观事物的依据。五行学说是历史遗留下来的，应看作是古人提供给我们认识自然与人的关系的一种古朴、简易的方法。可以设想，大自然除人与动物之外，充斥着天地之气及各种信息能量场等影响天地人关系的介质。古人肉眼见到的自然界是植物（木），金石（金），泥土（土），水与火。如图 5-2 所示。

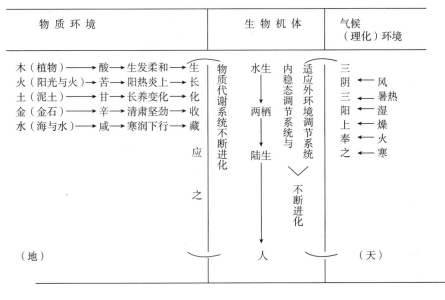

图 5-2　五行涵义图

机体生命在地上的五行物质环境与天上的六气气候或理化环境下诞生，在环境的不断演变中进化而来的人类必须适应天地的环境，即对五行物质环境"生长化收藏以应之"，对六气理化或气候环境"三阴三阳上奉之"。从而提示了各种类的生物机体主要由于它们的物质代谢系统、适应外环境与机体内稳态调节系统不断进化而不同，或说它们的"生长化收藏"与"三阴三阳之气"各不相同。阴阳五行、六气在这里实际上阐明了自然的演变对生物与人的深远影响，这种思想是应予肯定的。另外，仲景说："人禀五常，因风气而生长。"这就提示了将木、风、肝绝对等同的理解是错误的，因为五行当中每一行都有整体的影响存在。实际上五行学说把五种自然物抽象出它的物质运动与存在的属性，映射到人与自然的各方面去，就像数学上的映集。这五种对应映射的集合，能否看成是五种大的自然界运动信息与其在人体的存在与反映？从上面天人相应图来看，否定的结论似应慎重。因为一方面生物到人在自然界影响下的进化过程尚能在人的胚胎发育过程中获得重演，另一方面阴阳五行学说在藏象学中主要阐明互相之间相互依存与制约的协调关系。在西医与此有关系的神经—体液学说等之中尚未找到充足的吻合点以证实，但不排除将来寻找到这种信息传递过程的具体表现形式以证实它，甚至有很多细节补充它，因为它仅是一个概括性的大分类而已。《内经》七篇大论有不少关于"北方生寒、寒生水、水生咸……"等的论述，若能结合自然演变来理解，也许较为容易。有人争议这是后人补入《内经》的，但这不应成为阻碍我们探讨它的真理性的理由，比如我们现在也仍在用许多新学科去补充阐明《内经》的理论体系。这些记述，是否是上古时《上经》《下经》《太始天元册》等反映史前文明的上古医学遗文的重整，不在此讨论。

（四）小结

综上所述，天人相应途径研究是中医理论研究链条的中心环节。人体是通过信息与遗传积累来完整记录历史进化过程各个时间层次的全息照片。本文以此作为出发点阐述藏象本源论。藏象功能显然是在自然界演变影响下与生物理学系统演化遗留下来演化前的联系有关，而这种联系又常是"同源"或"同功"系统。阴阳演变、五行、六气的自然环境自始至终影响着生物乃至人类的进化，五行主要促进机体的物质代谢系统进化，六气主要促进内稳态调节系统与适应外环境调节系统的进化。考虑到这种影响可能产生的信息储存、遗传积累，故不排除日后在人体内找出这些相应属性的信息传递通道及客观依据。这种体内外的联系与影响是直接的，与藏象的一般功能同中有异，如三阴三阳经脉是阴阳演变在生物进化过程中遗留下的线性描述，中医学上的太极八卦是在阴阳消长规律指导下对人体内在功能的预测与应用。

人类社会对人的心神情志的影响机理不在本文讨论范围。

从自然演变—生物遗传—人体生理去阐明天人相应观影响下的中医学理论可以使人们获得新的客观的理解，使人们认识到藏象经络的本源，也可以找到中西方医学的某些吻合点，为日后认识其本质打下基础，但需要生物系统进化学、基因组学等多学科的横向联合研究才能完成。上述假说是否可行，盼同道们予以指正。

二、太阳表证本质的假说

太阳是脏腑大量的阳气充盛散布于体表之意，是体表适应外环境调节的主要机能，故曰太阳主表。太阳病是寒邪遏伤表阳、津液直接排贮的调节系统功能紊乱，所谓表寒水津失调，简称"寒水"或"表寒"证。至此，对其本质的认识似已无疑了，其实不然。表在何处？八纲辨证有表证，外感疾病有表证，表就是体表吗？但以麻黄汤、桂枝汤为代表方剂的发汗解表法，除治疗常见的风寒表证外，也可治疗下利、浮肿、黄疸等。故仅以"表寒证"解释不能令人满意，必须做更深入的探讨以认识太阳表证的本质。

（一）从历史概念集合看太阳之表的机能

集合，是现代数学概念，是把具有某种属性的全部事物（研究对象）作为一个整体，称之为集合。何新氏运用集合论，研究了黑格尔的辩证逻辑理论，提出一种新的逻辑范畴，即历史概念集合。例如，生物（原生物—单细胞生物—多细胞生物—脊椎动物—人类），植物（种子—芽—花—果实）。因此，给它下的定义是：若有一个概念集合 A，其中每一个子概念 $\{a_1, a_2 \cdots\cdots a_n\}$ 均分别对应于客体 A 的历史发展过程，而且彼此之间具有递进的时序关系，故我们称集合 A 为关于客体的历史概念集合。可见，此概念的特点是：①概念是发展的，有历史的，而非固定不变的；②概念的发展与客体自身的发展具有对应关系。另一方面，按照生物学重演论的揭示，人类从低等生物进化而来，胚胎发育可看成是生物进化的缩影，即卵细胞相当于单细胞动物，桑椹胚相当于球状的无空腔的群体生物，心脏分隔的变化相当于两栖类和爬行类，胚胎的成熟也就反映了进化到人的过程。这就是说，人胚的发育过程与生物进化的顺序相一致；人胚所反映的每一个子概念都分别对应于生物进化这一客体的过程。据此，我们可得出结论：人体是关于若干生物进化的历史概念集合。如果以这种观点认识人类的话，我们就可进一步做两点引申：一是把人体细胞当作单细胞生物，把人体组织器官或系统看作是多细胞生物那样的具有某种性质的单细胞集合。二是可设如下的子集。

设太阳是生物体表适应外环境的调节功能，为历史概念集合 B，它的每个子项是各种动物体表的适外调节功能，则可得 B 集合，如图 5-3 所示。

B（太阳）生物体表适应外环境的调节功能	b1 单细胞生物 细胞膜 保护细胞、感觉识别、趋性活动，以渗透、扩散进行呼吸与排泄等	b2 两栖动物（蛙）肤表呼吸、排泄、吸收、感觉、分泌、保护等，肺呼吸与中肾、膀胱、泄殖肛腔排泄对肤表的协同等	b3 哺乳动物 肤表毫毛的保护、保温、感觉，分泌、吸收、散气等，肺与表相合呼吸调节、后肾、输尿管、膀胱、尿道与肤表相应的排泄、气津调节。	b4 人类 同左

图 5-3　历史概念集合图

从 B 集合中可见，低等生物肤表的渗透具有呼吸与排泄水液双重功能，两栖、哺乳动物及人类的肤表在适应外环境的调节中，皮毛与肺相合呼吸、与膀胱相应有排泄水液的作用。这可以看作是从低等生物演变而来的原始式联系，也都属太阳的功能。

（二）从组织层次机能对照太阳的机能

按照《伤寒论》六经辨证的三阴三阳概念，人体分表、里、半表半里三大层次，阴阳衍化一分为三。人们不妨联想：细胞的三层次是细胞膜、细胞质、细胞核；生物进化分水生、两栖、陆生三阶段；人体胚胎三胚层；人体组织有上皮、结缔、肌肉三大组织层次。它们之间是否有历史影响与联系，姑且勿论。如把人当作若干生物进化的历史概念集合，并从上述第一点引申出发，按照三层次区分，先初步把细胞膜、上皮组织当作细胞或器官的表，这是较为慎重的。这样，再把它代入上述生物的太阳集合 B，人的太阳就可以演绎成如下图 5-4 所示的集合 C。

C 人的太阳	C1 细胞膜 适外代谢调节	C2 上皮组织 适外代谢调节	C3 人体体表 适外代谢调节

图 5-4　历史概念集合换算图

上式提示：细胞膜、上皮细胞、人体体表等适应外环境代谢调节的功能都应属于人的太阳这一集合。C3 是传统解释上的太阳病之太阳，C 集则是更大范围的太阳。这一意外的演绎结果，有必要复习原有的理论做对照。

细胞膜作用：参与机体生命活动，如吸收、分泌、内外物质交换、体液调节、神经调节、生物电、淋巴细胞对抗原的识别、心肌细胞的节律性同步搏动等。上皮组织：被覆上皮有保护、吸收作用，腺上皮有分泌、排泄机能，感觉上皮有感觉功能等。太阳主表而统营卫，故以营卫概念与细胞膜、上皮细胞、上皮组织的相应机能做一粗略对照，见表5-1。从附表中可以发现，营卫与细胞膜、上皮组织的功能、位置颇多吻合。

表 5-1 营卫概念及机能与生物相应层次生理功能对照表

营卫概念及其功能		生物相应层次生理功能
卫	行于脉外，循皮肤、分肉之间、发腠理、熏于肓膜、散于胸腹	各细胞膜、细胞衣之间与功能联系，（细胞间隙）
	腠者，是三焦会通元真之处，为血气所注。理者、皮肤脏腑之纹理也	各器官、系统之表层上皮组织与组织间隙
		细胞膜调节物质进出，上皮细胞的吸收分泌排泄作用。
	司开阖	
	温分肉	细胞膜的调节代谢机能（包括产热）
	卫外而为固、充皮肤、肥腠理	保护细胞、组成上皮组织与感觉机能
营	营行脉中，营周不休、津液营血异名同类，均属阴液营养全身。	腺上皮组织细胞膜的分泌、排泄作用，如外分泌腺的汗液、唾液、胆汁、乳汁、组织内液组织外液过程

从对照表中我们可以意识到太阳病及其变证如此复杂、广泛，从恶寒、发热到自汗、小便不利、其人如狂、下利、脉结代等。这显然与其统营卫，参与着机体各种重要的代谢活动有关。

（三）太阳表证本质的假说

太阳表证的病机首先是表寒，包括寒邪在表与表阳不足。匡调元指出：恶寒，是皮肤小血管反射性痉挛缺血；虚寒，是体表皮肤或黏膜静脉血流瘀滞，局部体温下降；慢性炎症病变为渗出炎症细胞，以淋巴细胞和大单核细胞为主；黏膜性分泌细胞活跃，分泌以黏液为主，外观色白等。候灿认为寒是产热功能低下所致。因此可以认为，太阳表证主要是体表适应外环境代谢调节功能的损伤，主要反映在某些上皮细胞组织及细胞膜代谢、分泌机能紊乱及作用于这种机能的调节与配合系统的病理改变，是一个从皮肤小血管反射性痉挛缺血、皮肤黏膜、静脉瘀血等循环改变，到呼吸、排泄、神经、生化等全身性改变的过程。（因太阳是脏腑阳气充旺于表的反映）这里若把机体全部细胞膜、上皮细胞功能看作太阳之表，则尚未把它们处在不同的组织层次加以区别，以及未把受外寒这一外源性致病因子将直接和间接侵犯的区别考虑进去。而且并非所有细胞膜和上皮细胞的病变都是太阳表证，以及还有原发与继发的区别等。目前仅能提出的是，在低温环境的外源性致病因子的作用下，机体适应外环境的代谢调节功能损伤而表现出某些以上皮组织或细胞膜的产热、渗透与分泌紊乱为中心的"寒性病理改变"，这应是太阳表证的本质。它能更深入地反映表寒水津失调的病理。但是，这仅是建立在集合论最简单的模拟获得的结果上而提出的假说。这一演绎是否正确、多大程度符合客观实际，还待日后进一步验证。

（四）讨论

众所周知，临床上有不少伤寒杂病，只要病机是表寒水津失调，都可用辛温发汗而解。例如仲景以麻黄汤、大小青龙汤治疗肾炎浮肿的风水证；以葛根汤治下利腹泻；还有"诸病黄家……假令脉浮，当以汗解之，宜桂枝加黄芪汤主之"的遗训。临床实践也证明，黄疸、水肿、下利等都有可用辛温发汗之处，使人联想到前人"五脏六腑皆主表""六经都有表证"之谓。结合病理学理解，此种肾炎浮肿为肾小球毛细血管内皮细胞增生肿胀，属于肾"表寒水闭"的范畴；黄疸为肝内胆红素返流入血液而不能充分从尿中排出，属于肝"表寒湿困"的范畴；腹泻为肠运动分泌失调，属于脾胃"表寒湿阻"的范畴。这都与以病变细胞膜的渗透和器官的上皮细胞、组织的产热与分泌紊乱为中心的一系列病变有关。

表，一般指身体体表，即皮毛经络等，表证是它的病变，实际上它与脏腑阳气息息相关。所以表证除体表小动脉收缩、皮肤表现为一时性苍白缺血外，还包括以呼吸道为首的五官黏膜症候反应，甚至包括中枢神经系统的充血或缺血等全身性病理反应的存在。在此说表的集合，仅指机体感受器或效应器的所在，表证则涉及机体控制系统的失常。但表证是不危及生命的疾病前期反应。这是临床观察与理论推断的结论。

太阳主表，意指太阳是体表适外调节的主要机能。所谓主表，是因为它本来是体表的抗寒调节系统。太阳表证就是体表抗寒调节系统受损所致的一系列病理变化，故又称表寒证。

阴阳是一个相对的概念，"数之可十，推之可百"。以全身来说，肌肤为表，以器官或系统来说，也自有它的表，细胞亦然。从分子生物学认识阴阳学说也理无二致。太阳表证应包括各种层次之表才符合阴阳玄奥的真数，从而更能深刻阐明太阳表证复杂性的根源。

历史概念集合是建立在古代杰出的思维科学成就之上的当代思维科学的新花，它属于已广泛应用的模糊集合的范畴。借以认识生物进化与人的关系，并从中弄清太阳表证这个中医学的概念，这是可行的，对帮助我们深入到新的认识层次也是有益的。可以展望，用历史概念弄清中医概念的若干关系之后，就能进一步为模糊集合应用于中医学的研究架设好必不可少的桥梁。

三、中医基础思维原理与假说

前面我们谈到中医学在历史上形成的过程，先是黄帝"始正天纲，观临八极，考建五常"，考察天地自然建立起阴阳五行、六气学说等自然观，并进一步确立天人相应观，从而以阴阳五行、六气的象数理论作为框架建立五脏六腑学说，在临床观察中修订成藏象学说。张仲景以三阴三阳标本中气理论为指导建立六经辨证临床思维架构，并在临床观察中修正。后人运用"道法自然"的防治思想方法进行辨治，在亿万次临床验证的实践中记录下来，形成了现在看到的"上下五千年，洋洋数万卷"的中医学伟大宝库。纵使是这样，现代人仍在千百次地问：这样的理论真实吗？这样的医学科学吗？因为现代人接受了大量西方科学理论与知识，对象数思维、阴阳五行、五运六气学说未必认同，对道法自然的思想也存疑，很容易拿西医学知识与中医学进行比较。西医学是先有解剖，后有生理功能，再有微生物学、病理生理等，简单说是一种"结构功能学"，即有什么结构，就有什么生理功能。中医藏象学说中的功能从何而来呢？现代中医必须回答这一问题。本著述要谈论中医临床思维，也必须先回答中医思维的原理是什么这一问题。有人说，这是文化差异，这是事实，但仍不足以解惑，故概释如下。

从前述的解读中，我们已知道，从文字源流上认识，阴字的含义是浮云蔽日，是象形字，可见阴阳的概念来源于日照产生的现象差异，并引申到自然界的阴阳气属性与昼夜、四季等的阴阳变化往复，乃至 60 年一个周期的日、月、地之间方位距离的变化，这些影响着自然界的阴阳气变化。天之阴阳变化是寒、暑、燥、湿、火、风；地之阴阳变化产生季节变化，继而产生物候生、长、化、收、藏的五行变化。五行是"行"，而不只是物，气的运行是时空的变化，是气的运动态，是气的伸舒、膨胀，上升，平衡转化，收缩，下行的五种变化，故或叫五运。离开地球到天外，便无五行可言。道家说"跳出三界外，不在五行中"，就是认为五行主要是指地上气的变化，是自然界现象的常态及其相互关系。熔炉的钢"水"浇在树木上，不能"水"生木，因为这不是自然现象的水。汽车与火车之间，也无谁阴谁阳可言，因为汽车与火车是人类制造的工业品，不是自然界中的相关方。阴阳五行学说是观察与阐述自然界的相关各方的。地上五行变化与天上六气配合产生与人类疾病相关的 60 年一个周期的变化组合，常称五运六气学说。该学说阐述了天上日月星辰的变化导致天气的变化，地上物候的变化导致人产生疾病的变化。实质上，阴阳的核心反映的是自然界相关的质态与能态，五行反映的是时空态。阴阳五行学说反映了自然界中质、能、时、空四大要素的变化。这就是古人倡导的"超以象外，得其环中"的认知方式。古人认为人在天地中有一个统一的"场"，它们时时、事事、处处相应，叫"天人合一"。而医学研究的对象是以人为中心，故叫"天人相应"更贴切。现代很多对自然界的认知已确认，天人相应是客观存在的，如果抓住天人相应客观存在的途径，尤其是其中质、能、息的相应途径，就可能认识到中医藏象学说的本源。

众所周知，生物适应自然环境的不断变化才能生存、进化，从单细胞到多细胞，从低等到高等。生物经历从水生到两栖到陆生的生存环境的变化，当它适应外环境过程中产生的抗寒、寒热整合调节、耐燥热能力成熟时，就是生物体内的三阴三阳调节机能形成之时，这是"六经辨证"的生理基础。同理，三阴三阳经脉在体表的分布循行路线可看作是生物进化各里程阴阳演化轨迹在机体与体表的反映，这或可看成是十二经脉的生物起源。马玉宝氏提出的组织胚胎学指出受精卵形成十二个细胞则可能是其组胚学基础。当然，应理解的是，适应外界气候环境，不只是气候自身的理化环境，而且包括在该环境下的微生物环境。T．E鲁、F傅尔顿的《医学生理学和生物物理学》也指出人的丘脑前侧是耐热调节，后侧是抗寒调节，两侧是寒热整合调节。这与上述三阴三阳的中医理论也是吻合的。此外，生物的系统演化论提示我们：生物在水的媒介下，皮毛与肺的关系是生物气体交换过程中旧"气门"（汗孔）与新"气府"的关系，它们仍随呼吸而共同开阖。也就是说在生物系统演化史上，肺与皮毛曾是"同功"器官。同时，较高等无脊椎动物的呼吸器官是表皮的一部分转化形成，或向外凸起形成水生种类的腮，或向体内凹陷形成陆生动物的气管，那么肺与表皮又曾是"同源"器官。这是中医"肺外合皮毛"机能的一种缘由与依据。同时，中医学中"膀胱与毫毛相应""心主血脉"等提法，都可在生物系统演化论中找到"同功""同源"的佐证。那么，生物进化时的适应调节生理功能到人还存在吗？由于人的胚胎发育全过程可以视为是生物进化全过程的缩影，即重演论，因此生物进化过程中很多重要的适应调节机能应是存在于人类之中的。中医药与针灸能调动起这些调节功能，达到治病的目的。笔者认为这就是中医藏象机能客观存在的本源，也是中医思维建立在客观存在的原理所在。

至于说西医的"结构功能学"是从解剖开始，我们的祖先也有解剖，《内经》有"八尺之士……其可解剖而视之"之说，《难经》更有详细的五脏解剖记录。但在科学还未发达的古代，古解剖学并未能成为中医学脏腑功能的主要基础，更多的是依赖藏象学说。《灵枢·本神》说："天之在我者德也，地之在我者气也，德流气薄而生者也。故生之来谓之精，两精相搏谓之神。"这里阐述生命机体形成的过程，强调精、气、神三才在生命机体产生及完成的过程。而在自然界，物质、能量、信息，简称质、能、息，是三大要素，它可以是无形的、流动变化的"气"的存在方式。人的精、气、神与自然界的质、能、息是"生气通天"的。人是一个开放的自稳态调节系统，人类时时、事事、处处都与天地自然相应。从这一意义上说，藏象生理功能也是一个在生命物质基础（精）之上的信息功能体。这就是精、气、神的转化。如果说西医学是"结构功能学"，则中医学从这个意义上说则是机体的"信息功能学"。因而天气变化与环境变化人就容易发病，或旧病复发，这是结构功能学解释不了的。从生物历史源流来看，"结构功能"应是生物物种进化过程中形成的，而"信息功能"则是物种进化之前更久远的生物系统演化过程遗存下来的。

在天人相应的大视野下的防治思想与方法依然是"道法自然"的道与术，包括养生、治未病等。治疗上利用自然界的五味治五脏病是《素问·至真要大论》最原始的方法，继而用阴阳五行学说思维架构观察自然界动植物产生了本草学的四气五味、升降浮沉甚至功能性质的理论推导。但中药的主治作用，则是靠大量"尝百草"的医疗实践总结出来的。同时在"道法自然""同气相求"的思想影响下，用植物种子治疗不孕不育（五子衍生丸）；用桂枝、桑枝走人体肢体，治疗痹痛；用藤类药、皮类药治疗人体筋脉、皮肤、腠理之疾等。现代中医也可以考虑从在污浊环境下生存却不过敏的动植物中寻找抗过敏中药，从生命里有正常基因突变过程的动植物中寻找防治肿瘤药，深化系统演化生物学、基因组学与中医学联系的研究，从而开拓出新的中医学领域，为中医学的发展开拓新的途径。

　　综上所述，我坚信中医学基本理论是反映自然界的客观存在的。抓住天人相应的客观途径，尤其是质、能、息方面的联系，应是认识藏象生理功能的中心链条。由此，中医数千年实践经验与成果也终究被后人阐释成更精准的医学科学，从而得到跨越式的发展。

参考文献

［1］方药中.辨证论治研究［M］.北京：人民卫生出版社，1979.

［2］李秋贵，李文瑞.《伤寒杂病论》的辨证方法研究［N］.中国医药学报，2001.

［3］汪涛，姚实林.先病后证，判明邪正消长态势是辨证的关键［N］.中国医药学报，2000.

［4］胡学军.略论临床病势［N］.中国医药学报，2000.

［5］张兆云.辨证识机论［N］.中国医药学报，2002.

［6］陈易新，陈家旭，季绍良，等.对于证实质研究的辨识与思考［N］.中国医药学报，2000.

［7］宋兴.怪证诊治探要［N］.中国医药学报，2000.

［8］杨新中，李金彩，邹银水，等.对中医肿瘤病因病机与治疗的思考［N］.中国医药学报，1999.

［9］刘清泉，安海燕，郭建文，等.分层扭转法与脑出血重症［N］.中国医药学报，1999.

［10］任应秋·阴阳王行［M］.上海：上海科技出版社，1960.

［11］康殷.文字源流浅说［M］.北京：荣宝斋出版社，1979.

［12］陈立夫.中医之理论基础［J］.福建中医药，1989，20（1）：3.

［13］谢永新，文伯伟，安迪光.范中林六经辨证医案［M］.沈阳：辽宁科技出版社，1984.

［14］熊曼琪，张横柳.临证实用伤寒学［M］.北京：中国科技出版社，1991.

［15］藤田六郎.气血水病理生理《伤寒论》与《瘟疫论》［J］.日本东洋医学杂志，1979，29（3）：21.

［16］贝润浦.论姜春华处理病证关系的临床特点［J］.中国中医药学报，

1980，4：47.

［17］张元素．医学启源［M］．北京：人民卫生出版社，1978.

［18］孙一奎．医旨绪余［M］．南京：江苏科技出版社，1983.

［19］魏贤浦，吴秀娥．推演伤寒论页［M］．北京：中国医药科技出版社，1994.

［20］钱乐天，钱中元．医学传心录［M］．石家庄：河北人民出版社，1975.

［21］方药中．辨证论治研究七讲［M］．北京：人民卫生出版社，1979.

［22］王琴，胡晓峰．当代名老中医图录［M］．北京：中医古籍出版社，2007.

［23］广东省仲景学术专业委员会，广州中医药大学一附院．经方临床应用与研究［M］．广州：广东经济出版社，1998.

［24］朱章志，李赛美．经方临床运用思路与方法（第四期全国经方运用高级研修班讲义）．广州，2002.

［25］张公让．中西医学比观第一集卷·治医杂论［M］． 1949.

［26］谢永新，文伯伟，安迪光．范中林六经辨证医案选［M］．沈阳：辽宁科学技术出版社，1984.

［27］吴元坤，吴生元．吴佩衡医案［M］．昆明：云南人民出版社，1979.

［28］陈可冀，江幼李，李春生，等．岳美中医话集［M］．北京：中国古籍出版社，1984.

［29］汪昂．医方集解［M］．上海：上海科学技术出版社，1959.

［30］焦树德．用药心得十讲［M］．北京：人民卫生出版社，1977.

［31］广州中医学院．方剂学［M］．上海：上海科学技术出版社，1979.

［32］胥庆华．中药药对大全［M］．北京：中国中医药出版社，1996.

［33］林国通．中医拮抗疗法［M］．长沙：湖南科学技术出版社，1987.

［34］湖南省中医药研究所．《脾胃论》注释［M］．北京：人民卫生出版社，1976.

［35］吕维善，王伟．肥胖的现代防治［M］．广州：广东经济出版社，1998.

［36］陆群．月亮控制我们的情绪［J］．世界科学，1981（9）.

［37］罗颂平.月经周期的调节及其与月相关系的探讨［D］.广州中医学院.79、80届中医研究生论文：344～348页.

［38］邓铁涛.新技术革命与中医［J］.新中医，1985（10）.

［39］T·E鲁，F傅尔顿.医学生理学和生物物理学［M］.北京：科学出版社.1974.

［40］李莱田.从系统演化论"肺外合皮毛"［J］.山东中医学院学报，1981（1）.

［41］河北医学院.灵枢经校释·下册［M］.北京：人民卫生出版社.1982.

［42］夏康农、郝天和.脊椎动物比较解剖学［M］.北京：商务印出馆，1955.

［43］理查德·康里.一位美国生物物理学家谈针灸刺疗法［J］.成都中医学院学报，1985（7）：56.

［44］山东中医学院，河北医学院.黄帝内经素问校释·下册［M］.北京：人民卫生出版社，1982.

［45］成都中医学院.金匮要略选读［M］.上海：上海科学技术出版社，1980.

［46］王伯章.太阳与太阳病本质初探［J］.江苏中医杂志，1985，9：11.

［47］何新.简论历史概念集合［J］.学术月刊，1980，11：10.

［48］匡调元.中医病理研究［M］.上海：上海科学技术出版社，1980.

［49］候灿."八纲"病理生理学基础初步探讨［J］.中医杂志，1964，12：32.

［50］王伯章.从"自然演变—生物遗传—人体生理"探讨天人相应观的中医理论的设想［J］.医学与哲学，1987，9：26.